TOPOGRAPHIE MÉDICALE

DE LA VILLE DE

CLERMONT-FERRAND

CLIMATOLOGIE — DÉMOGRAPHIE — HYGIÈNE
NOSOGRAPHIE

PAR

Le Dr E. VIGENAUD

Médecin-major de 1re classe
Médecin-chef de l'Hôpital mixte
de Clermont-Ferrand

Le Dr P. GIROD

Professeur à l'École de médecine
Professeur à la Faculté des sciences
Lauréat de l'Institut

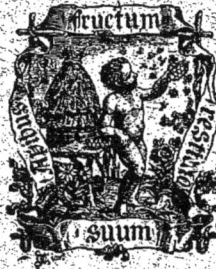

PARIS
SOCIÉTÉ D'ÉDITIONS SCIENTIFIQUES
4, Rue Antoine Dubois, et Place de l'École-de-Médecine

1891

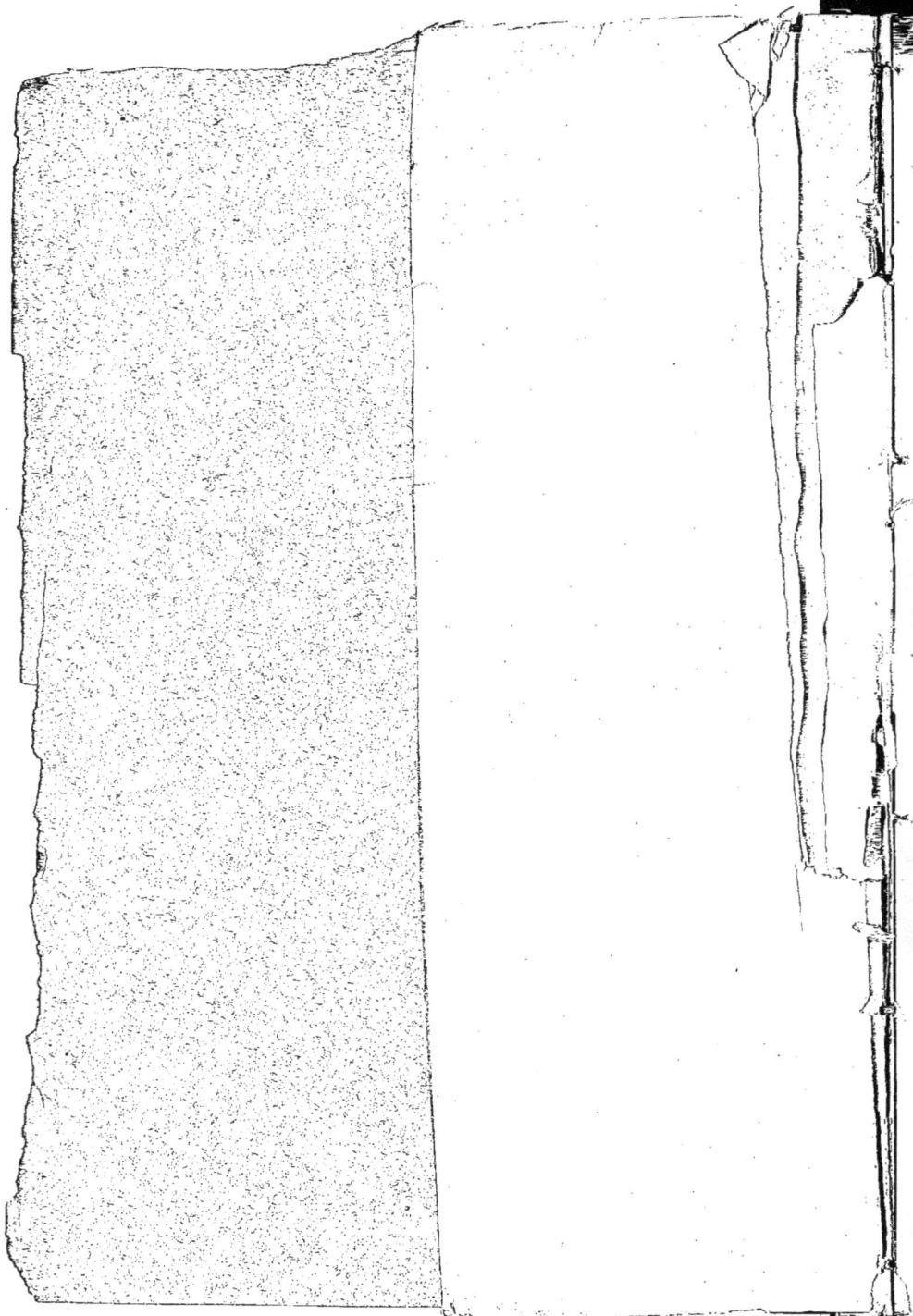

TOPOGRAPHIE MÉDICALE

DE LA VILLE DE

CLERMONT-FERRAND

TOPOGRAPHIE MÉDICALE

DE LA VILLE DE

CLERMONT-FERRAND

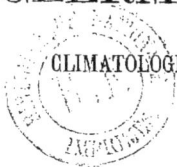

CLIMATOLOGIE — DÉMOGRAPHIE — HYGIÈNE
NOSOGRAPHIE

PAR

Le Dr E. VIGENAUD

Médecin-major de 1re classe
Médecin-chef de l'Hôpital mixte
de Clermont-Ferrand

Le Dr P. GIROD

Professeur à l'Ecole de médecine
Professeur à la Faculté des sciences
Lauréat de l'Institut

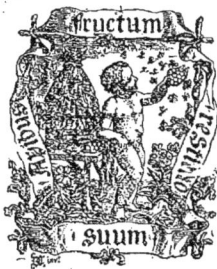

fructum

suum

PARIS

SOCIÉTÉ D'ÉDITIONS SCIENTIFIQUES

4, Rue Antoine.Dubois, et Place de l'École-de-Médecine

—

1891

PRÉFACE

A.

Notre but, en écrivant ce petit ouvrage, a été de réunir tous les documents concernant l'hygiène publique à Clermont-Ferrand, en un mot de faire la topographie médicale de cette ville.

Nous nous sommes, au début de cette entreprise, heurtés à une assez sérieuse difficulté : Trouver les matériaux nécessaires. Sans doute, le Conseil d'hygiène et de salubrité publiques du département du Puy-de-Dôme et son éminent président s'étaient, à maintes reprises, occupés de questions rentrant dans le cadre que nous voulions remplir, mais il ne s'agissait le plus souvent que de questions secondaires.

Nous avons fouillé les archives de la ville, nous avons relevé les entrées aux hôpitaux civils et militaires pendant une vingtaine d'années ; nous avons mis à contribution les documents établis à l'Observatoire météorologique du Puy de Dôme, ceux concernant les égouts et les eaux alimentaires ; en un mot, nous avons frappé à toutes les portes.

Avant d'exposer le programme de ce travail, nous adressons nos remerciements les plus sincères à tous ceux qui sont venus à notre aide :

M. le docteur Nivet, vice-président du Conseil d'hygiène
et de salubrité publiques du département, membre correspondant de l'Académie de médecine; M. Plumandon,
directeur de l'Observatoire; M. Dalechamps, ingénieur de
la ville; M. Bleynie de Chateauvieux, vice-président de
la Commission administrative des Hospices; M. le docteur
Huguet, le savant chimiste; M. Gros, directeur du
Laboratoire municipal; M. Gautier, préparateur à la
Faculté des sciences; M. Henriet, vétérinaire départemental; M. le docteur Hospital; nos collègues de l'armée
MM. Laurent, Rigal, Carayon, Augiéras, dont nous
avons reproduit en partie les rapports d'inspection et enfin
M. le médecin-major Bouchereau, qui a bien voulu entreprendre pour nous une longue série d'examens bactériologiques.

B.

Le premier chapitre est consacré à la configuration
extérieure du sol, ainsi qu'à sa structure géologique : Le
sous-sol, avec ses eaux souterraines et ses diverses couches,
a été l'objet d'une étude toute particulière, en raison de
l'influence qu'il exerce sur la salubrité de la ville.

La météorologie avec ses facteurs principaux : chaleur,
pression, humidité, vents, lumière..... forme le second
chapitre.

Le troisième comprend une triple étude des habitants
de l'Auvergne au point de vue historique, anthropolo-
gique et moral; il est complété par le mouvement de la
population dans cette ville.

Les eaux alimentaires, leur captage, leur adduction, leur
composition chimique, les accusations dirigées contre elles
en 1886, lors de la grande épidémie de fièvre typhoïde,
constituent les éléments du quatrième chapitre, terminé
par une étude bactériologique complète.

Le cinquième chapitre est réservé aux égouts tels qu'ils sont, tels qu'ils devraient être.

Les voies publiques, les habitations privées et collectives, les établissements d'utilité publique, composent un sixième chapitre, dans lequel les habitations de la plupart des grandes collectivités à Clermont sont examinées au point de vue hygiénique.

Enfin notre dernier chapitre étudie la morbidité clermontoise durant ces vingt dernières années. Seules les affections épidémiques et contagieuses, celles qui intéressent le plus directement l'hygiène publique ont été envisagées. La fréquence de leurs atteintes, leur gravité en ce pays, ont été établies dans la mesure du possible.

Nous n'avons point cru superflu d'ajouter d'une façon concise à propos de chacune d'elles, les mesures de préservation édictées par les sociétés savantes.

Quelqu'incomplet qu'il soit, notre modeste travail remplit une lacune et facilitera les recherches de ceux qui nous suivront dans cette voie.

P. GIROD, E. VIGENAUD.

Juillet 1891.

TOPOGRAPHIE MÉDICALE

DE LA VILLE DE

CLERMONT-FERRAND

PHYSIOGRAPHIE

I.

« Le parallèle de 46° 30″, qui passe près des villes de Châteauroux et de Châlons-sur-Saône, peut être regardé comme divisant la France en deux parties à peu près égales. On peut considérer la partie septentrionale comme une vaste plaine dont les eaux s'écoulent doucement vers le Nord et vers l'Ouest, par la Seine et par la Loire inférieure. Au Sud de cette ligne, la contrée s'élève continuellement, par une pente graduelle, de manière à former un plan incliné qui finit par atteindre une hauteur de plus de 900 mètres au-dessus du niveau de la mer, dans l'Auvergne et le Forez, et à une altitude plus grande encore dans le Gévaudan et le Vivarais, où elle arrive à 1,600 mètres. Là, cette surface inclinée est brusquement interrompue par la profonde vallée du Rhône, qui, courant à peu près exactement du Nord au Sud, la sépare des hauteurs situées à l'Est de cette rivière, dans les départements de la Drôme, de l'Isère et des Hautes-Alpes. Vers le Sud-Ouest également, cette région élevée descend rapidement, en se morcelant en prolongements irréguliers, vers le bassin de la Gironde. On peut, en fait, la considérer comme une plate-forme triangulaire exhaussée à son angle Sud-Est et déclinant graduellement vers le Nord-Ouest.

» Cette plate-forme constitue le Plateau Central; ce plateau est échancré par les deux profondes dépressions que forment les vallées de l'Allier et de la Loire supérieure. Sur quelques points, ces vallées acquièrent une largeur considérable : la première, dans la plaine de la Limagne, la seconde, dans les bassins de Montbrison et de Roanne. » (POULETT SCROPE : *Géologie des volcans éteints du centre de la France*. Trad. VIMONT, Clermont, 1866.)

C'est sur les bords de cette plaine où coule l'Allier que s'étagent, du Nord au Sud, d'importants centres d'habitations : Moulins, Gannat, Riom, Clermont-Ferrand, Issoire, Brioude.

Clermont est construit sur une butte peu élevée, à 407 mètres d'altitude au-dessus de la plaine de la Limagne, dominé par la falaise abrupte qui supporte la chaîne des Puys.

La saillie de la falaise est due au mouvement d'une faille, dont elle constitue la lèvre supérieure, qui a mis à découvert les terrains primitifs formant le soubassement du Plateau Central. La vallée de Fontanas montre les gneiss et des roches cambriennes perforés en tous sens par les filons éruptifs de granit et des granulites. Cette vallée, comme les vallées voisines qui entament la falaise, conduisent sur le large plateau granitique qui la surmonte.

C'est sur ce plateau que se dresse la chaîne des Monts Dômes, qui, vue de la plaine, découpe sur le ciel sa silhouette ondulée de cônes, dont le plus élevé est le Puy de Dôme. On compte environ soixante-dix cônes orientés du Nord au Sud, suivant une ligne qui relie Châtelguyon à Saint-Nectaire. Seul le volcan de Gravenoire et son petit cône adventif sont rejetés à l'Est de cette ligne, du côté de Clermont.

Ces volcans ont émis des roches diverses : les plus anciens Dômes (Puy de Dôme, Sarcouy, Clierzou) sont constitués par la domite; les plus récents ont l'aspect de cratères; ce sont des amas de scories et de cendres dont la base est traversée par des coulées de lave (andésite, basalte, labradorite).

Parmi ces coulées, les unes descendent vers Clermont : elles proviennent des volcans de Gravenoire, de Chuquet-Couleyre, au pied du Puy de Dôme, et du Puy de Pariou.

Gravenoire a donné sa principale coulée dans la direction de Boisséjour; elle oblique de ce point vers Aubière et se termine vers la route d'Issoire. Une autre coulée part du cône adventif qui domine Beaumont et se divise en deux branches : l'une passe à Rabanesse et s'arrête au Pont-de-Naud, l'autre se poursuit jusqu'au château de Loradou.

Le Chuquet-Couleyre, situé au pied du Puy de Dôme, à l'entrée du bois de Paumanie, a donné une coulée de lave basaltique qui, après s'être étalée largement sur le plateau, s'est divisée en deux branches : l'une très courte est venue s'arrêter contre une des coulées andésitiques du Pariou, vers le village de Cheïx; l'autre, se précipitant dans la vallée de Royat, a comblé le thalweg ancien de cette vallée et s'est étalée dans la petite plaine de Chamalières.

A la hauteur de Royat, la lave du Chuquet-Couleyre rencontre celle de Gravenoire : En ce point, cette dernière lave forme une falaise qui domine les bains et semble recouvrir la précédente.

Le Puy de Pariou a émis une puissante coulée d'andésite qui s'est d'abord dirigée d'un seul jet vers Clermont, puis, à la hauteur de la Fontaine-du-Berger, s'est divisée en deux branches : l'une s'est précipitée par la vallée de Gressigny jusqu'à Nohanent, où elle donne une source extrêmement puissante qui a été captée au lieu dit des Combes, au-dessous du village de Gressigny, pour la ville de Clermont; l'autre branche de lave, après avoir couvert la plaine de la Baraque et le vieux basalte des plateaux (cirque de Pradelle), vient, par la vallée de Villars, former à Font-mort, près Chamalières, un terminus d'où sortent les belles sources de la Combelle.

Ces laves ont coulé sur le granit et se sont ainsi engagées dans toutes les vallées de la falaise, descendant vers la plaine où elles recouvrent les formations qui seront bientôt décrites.

II.

La falaise est séparée de la plaine par une faille qui permet la sortie de sources minérales importantes : ces sources jaillissent dans la station balnéaire de Royat.

Royat peut être considéré comme un faubourg de Clermont et la tendance des constructions nouvellement édifiées montre un déplacement manifeste, dans cette direction, de Clermont, qui tend à se séparer de plus en plus de la ville de Montferrand.

Royat, longtemps oubliée, a pris depuis 1843 une extension qui va croissant chaque année ; les sources minérales ont été captées avec soin ; un établissement confortable a permis leur utilisation parfaite au point de vue thérapeutique et cette station thermale a pris place parmi les plus fréquentées.

Ces sources méritent d'être étudiées au point de vue de la composition de leurs eaux. On en compte actuellement sept ; quatre sont réunies entre les mains d'une Compagnie et sont utilisées dans l'Établissement ; les autres sont la propriété de particuliers. Ce sont : source Eugénie, source César, source Saint-Mart, source Saint-Victor, d'une part, et d'autre part source Marie-Louise, source Fonteix, source des Médecins.

Leur composition rapportée à 1 litre peut être résumée dans le tableau comparatif suivant ;

	Eugénie (1)	César (2)	St-Mart (3)	St-Victor	Marie-Louise	Fonteix	Médecins
Acide carbonique libre...	0.645	19.229	1.709	9.492	0.630	0.687	2.098
Bicarbonate de soude. ...	1.128	0.392	0.887	0.982	1.235	1.550	2.166
— de potasse....	0.381	0.286	0.187	0.230			0.289
— de chaux.....	1.005	0.686	0.969	1.012	0.702	0.938	1.241
— de magnésie..	0.374	0.397	0.651	0.646	0.287	0.569	0.611
— de fer.......	0.042	0.025	0.023	0.056	0.026	0.022	0.017
— de manganèse.	traces	traces	traces	traces	traces	traces	traces
Sulfate de soude.	0.195	0.115	0.146	0.166	0.133	0 133	0.136
Phosphate de soude......	0.008	0.014	traces	traces	0.006	0.006	0.008
Chlorure de sodium......	1.714	0.766	1.565	1.650	1.363	1.512	2.050
Lithium.	0.035	—	0.035	0.035	0.022	0.022	0.028
Bromure de sodium.	traces	indices	traces	traces	traces	traces	—
Iodure de sodium.	traces	indices	traces	traces			—
Arséniate de soude......	0.0009	traces	traces	traces	traces	traces	traces
Silice.	0.132	0.167	0.094	0.095	0.130	0.130	0.084
Alumine...............	—	traces					
Matières organiques.	traces	indices	traces	traces	traces	traces	traces
Total y compris l'acide carbon.	5.6599	4.077	6.266	6.364	4.528	5.559	8.737

Les indications thérapeutiques des eaux de Royat ont fait l'objet d'un nombre considérable de travaux, et nous n'avons pas la prétention d'aborder à ce point de vue l'étude de ces eaux. Nous constaterons simplement en passant, avec le docteur BOUCAUMONT, qu'il est curieux de voir réunies en Auvergne, à quelques kilomètres l'une de l'autre, les deux stations qui occupent le premier rang dans le traitement des affections de la peau : La Bourboule, indiquée dans toutes les manifestations cutanées de la diathèse herpétique et Royat, dans toutes celles qui dépendent de la diathèse arthritique.

Les auteurs les plus autorisés de la science hydro-minérale, les thérapeutistes les plus éclairés : GUBLER, ROTUREAU, DURAND-FARDEL, MIALHE, LE BRET, BARRAUD., le docteur LABAT ont mis en parallèle les eaux d'Ems et celles de Royat. Rotureau disait même que, « n'était la quantité notable de fer contenue dans l'eau de

(1) Truchot, (2) Lefort, (3) et suivants, Truchot.

Royat, il serait fort difficile de la distinguer chimique-
ment de l'eau d'Ems ». La nomenclature des maladies soi-
gnées à Ems pourrait donc à la rigueur être adoptée pour
Royat : la laryngite chronique, les bronchites catarrhales,
la tuberculose pulmonaire au premier degré; les affections
utérines, les troubles de la menstruation, les névroses,
l'anémie et la chlorose.

Ajoutons à cette énumération les affections arthritiques
sous toutes leurs formes : la goutte, les rhumatismes, les
eczémas, les dyspepsies. (Dr C.-A. PETIT.)

III.

La plaine s'étend de la falaise jusqu'aux Monts du Forez,
dont les sommets élevés terminent l'horizon vers l'Est. C'est
une immense étendue entièrement formée par le terrain ter-
tiaire. A la base, on observe des grès argileux sur lesquels
reposent trois étages de marnes et de calcaires. Ces grès de
la base correspondent aux grès de Fontainebleau *(Ton-
grien)*; les couches qui les recouvrent appartiennent au
Miocène inférieur, présentant de haut en bas des calcaires
saumâtres à *Potamides-Lamarkii*, des couches moyennes
à *Lymnea longiscata* et *pachygaster* et des travertins
supérieurs à *Hélix-Ramondi*.

Sur ces couches supérieures du Miocène inférieur se sont
étalées de larges nappes de *basalte des plateaux* qui se
sont engagées dans les vallées qui sillonnaient les massifs
émergés de cette époque. Ces tables épaisses, massives,
résistantes, aux grands prismes verticaux, ayant l'aspect
d'orgues gigantesques, ont résisté aux érosions ultérieures,
tandis que les calcaires friables, désagrégés, dissous par
les eaux et l'acide carbonique ont peu à peu disparu dans
les intervalles. De sorte que les tables et les calcaires sous-
jacents, protégés par elles, forment maintenant de hauts
plateaux (Chanturgue, Châteaugay, Puy de Mur, Ger-

govia) qui s'élèvent jusqu'à 500 mètres au-dessus du niveau de la plaine.

Il est démontré que lors du dépôt de ces calcaires tertiaires, la faille qui sépare la falaise de la plaine n'avait pas encore joué, et cette portion surélevée maintenant se couvrait des mêmes formations que l'on retrouve à l'état de lambeaux, comme à Pradas, près du lac d'Aydat.

La configuration actuelle du sol est donc due à l'action érosive qui a creusé les vallées. Ce phénomène, commencé pendant la période pliocène, a atteint son maximum d'intensité pendant la quaternaire. Tandis que les hautes cimes du Plateau Central se couvraient de glaciers et poussaient au loin leurs moraines, les eaux torrentielles charriaient par les vallées vers la plaine des cailloux roulés et des matériaux remaniés qui se déposaient sur les calcaires érodés pour constituer le diluvium.

Ce sont les éléments fins, superficiels, du diluvium qui ont servi de base à la végétation première et ont été le point de départ de la formation de l'épaisse couche de terre végétale qui fait de la Limagne une des plaines les plus fertiles de la France.

C'est en avant de la falaise, sur la plaine, que s'élève le monticule sur lequel est bâti Clermont-Ferrand. Ce monticule est difficile à interpréter quant à sa structure géologique, et nous résumons l'intéressante communication faite sur ce sujet par M. GAUTIER, à la Société d'émulation de l'Auvergne. La base de la butte est formée par des calcaires tertiaires, mais la calotte, au lieu d'être composée par du basalte, est constituée par des couches stratifiées de pépérites. La butte se termine brusquement à l'Ouest, par une lèvre verticale, contre une faille qui sépare Chamalières de Clermont. La formation de cette faille a amené la sortie des sources pétrifiantes qui se sont échelonnées sur toute sa longueur. Ces sources ont traversé une couche épaisse de boue et ont déposé sur une espèce de radeau, formé par des végétaux aquatiques entassés, une première couche épaisse de travertin. Une couche de boue recouvre ce travertin et est recouverte à son tour par une seconde couche de travertin. Des éboulis provenant de la calotte pépéritique forment une pente douce vers ces travertins. Du côté Est, le monticule se poursuit vers la plaine et le diluvium recouvre les calcaires plus profonds.

La cathédrale de Clermont est posée sur les pépérites; le cours Sablon repose sur le diluvium qui, vers l'Est, recouvre les calcaires tertiaires; la rue Blatin a comme base la double alternance des travertins et des boues; en sorte que, suivant les quartiers, le sous-sol est absolument différent dans la ville.

Dans la région de la cathédrale, les pépérites disposées en lits forment un sol solide, agrégé, qui se laisse attaquer avec facilité et permet l'établissement de caves dont les étages superposés, soutenus par des piliers massifs ménagés dans la substance, font l'admiration des visiteurs. Du côté du cours Sablon, le diluvium perméable facilite l'accumulation de l'eau sur la couche d'argile plus profonde et les caves humides, inondées, ne peuvent atteindre qu'une profondeur très réduite. De même, du côté de la rue Blatin, la couche de boue s'oppose à la pénétration des caves trop avant dans le travertin.

IV.

Les sources qui jaillissaient dans la faille, lors de sa formation, et qui ont fourni le carbonate de chaux déposé en couches épaisses de travertin, se sont affaiblies peu à peu ; cependant, à l'heure actuelle, ces sources sont encore suffisantes pour se prêter à l'exploitation de leur carbonate de chaux qui sert aux incrustations des objets qu'on soumet à leur contact. Il est du reste un fait à noter, c'est la variabilité dans la position des sources qui se déplacent, ainsi que le montre la comparaison du travail de M. Nivet en 1846 et du dictionnaire de P. Truchot en 1878.

La fissure commence à Saint-Alyre, longe la rue Sainte-Claire, traverse la place du Poids-de-Ville, la rue de l'Ecu, la place de Jaude et finit aux Salins.

Sur cette longue ligne, on compte vingt sources successives qui se répartissent dans le tableau suivant donné par Truchot :

I. Eaux minérales des Salins.

1, Source des Salins — 2, 3, de M. Loiselot — 4, de M. Pallet — 5, du Puits artésien — 6, de Jaude.

II. Eaux minérales de Fontgiève.

7, Source Bellœuf — 8, source Saint-Remy.

III. Eaux minérales du Poids-de-Ville.

9, Source Saint-Pierre.

IV. Eaux minérales des quartiers Sainte-Claire et Saint-Alyre.

10, Source Pascal — 11, source Saint-Alyre, établissement du Pont-Naturel — 12, des bains de Saint-Alyre — 13, de l'Enclos-Sainte-Claire — 14 de Saint-Arthême — 15, de la rue Sainte-Claire — 16, Saint-Joseph — 17, Alligier — 18, de la rue des Chats — 19, Sainte-Ursule.

V. Eaux minérales de Chamalières.

20, Eau des Roches.

Ces eaux diverses proviennent de la profondeur, séjournant ou circulant au-dessous des travertins; en effet une perforation de quelques mètres à travers les travertins amène le jaillissement d'une source analogue. La source dite du puits artésien est dans ce cas. Les travaux exécutés lors de l'établissement des égouts qui longent la place de Jaude, ont donné une source volumineuse derrière la statue du général Desaix; cette source fut aussitôt fermée pour éviter la catastrophe arrivée aux Salins, il y a une vingtaine d'années, lorsque MM. Pallet frères, firent jaillir par le même procédé une source à droite de la route qui conduit à Beaumont. Cette source volumineuse qui se déversait dans la Tiretaine dégarnit rapidement la couche des travertins en déplaçant la boue placée au-dessous, et un affaissement du sol menaça d'amener la chute des constructions voisines. Il fallut combler le puits à grands frais et l'on ne conserva que le petit filet d'eau qui alimente la buvette située sur cet emplacement.

La couche du travertin en ce point est comme un radeau posé sur les boues et la moindre fissure déterminée dans la couche met en péril les constructions qu'elle supporte. C'est à cette cause qu'est dû l'affaissement qui lézarda les maisons de la rue Gonod, lors de l'établissement des égouts dans cette partie de la ville.

La composition des eaux de ces diverses sources est à peu près identique et grâce aux analyses de Truchot qui confirment celles entreprises avant lui, on peut considérer la plus vaste d'entre elles, la source des bains de Saint-Alyre comme pouvant servir de type; nous indiquons sa composition donnée par le Dictionnaire des Eaux minérales :

Composition rapportée à 1 litre.

Acide carbonique.............	3g800	Acide carbonique libre........	1g286
— sulfurique...........	0.080	Bicarbonate de soude.........	1.515
— silicique.	0.100	— de potasse........	0.153
— phosphorique.	traces	— de chaux.........	1.383
— arsénique............	traces	— de magnésie......	0.422
Chlore..................	0.643	— de fer...........	0.034
Potasse.................	0.072	Sulfate de soude.............	0.140
Soude...................	0.150	— de strontiane........	0.034
Lithine.................	0.011	Phosphate de soude..........	traces
Chaux..................	0.538	Chlorure de sodium..........	1.017
Magnésie...............	0.132	— de lithium..........	0.031
Strontiane.............	0.002	Arséniate de soude..........	traces
Protoxyde de fer...........	0.015	Silice......................	0.100
Matières organiques.......	traces	Matières organiques.........	traces
		Total, non compris l'acide	
Poids des combinaisons anhy-		carbonique libre............	4.799
dres, les carbonates étant à l'état		Total, y compris l'acide car-	
de carbonates neutres.........	3.616	bonique libre..............	6.085

Température d'émission : 22°.

Ces sources sont intéressantes à un triple point de vue :
1° Elles offrent à l'industrie locale des incrustations le carbonate de chaux qu'elles renferment. Leur température et leur acide carbonique leur permettent de dissoudre une notable quantité de carbonates terreux, le carbonate de chaux en particulier. Lorsque les sources quittent la profondeur et s'étalent sur le sol, l'acide carbonique devient libre, en même temps que l'oxygène et l'azote s'y dissolvent ; il en résulte que le carbonate devenu insoluble est précipité. On met à profit cette propriété et l'on fait arriver l'eau, par le plafond, sur des étagères munies de rigoles, où elle se pulvérise pour se mélanger facilement à l'air. Les objets soumis à cette pulvérisation se couvrent de carbonate insoluble, et des plantes, des nids d'oiseaux, se pétrifient ainsi, grâce à cette couche incrustante épaisse. C'est par un procédé identique que se sont formées les couches profondes du travertin que nous avons décrites et les deux ponts naturels que les touristes connaissent. On peut utiliser l'acide carbonique que ces

eaux dégagent pour la préparation de limonades et de boissons gazeuses.

2° Au point de vue médical, ces eaux ont été employées en bains et en boissons. Un établissement de bains est installé à Saint-Alyre; il comprend une trentaine de cabinets et une salle pour les douches. M. le docteur Nivet résume ainsi qu'il suit l'action thérapeutique de ces bains : « Ils doivent être prescrits, lorsque leur température est de 36 à 38°, aux malades affectés de rhumatismes articulaires, musculaires et nerveux; à une température moins élevée, on les ordonne aux personnes lymphatiques, scrofuleuses, rachitiques, ou atteintes de gastro-entéralgies chroniques, de leuchorrée, d'engorgement de la matrice. Les chlorotiques, les convalescents débilités par des affections chroniques simples de l'estomac et du tube digestif, peuvent aussi les prendre avec succès. »

Ces eaux sont très employées à Clermont comme eaux de table, et la quantité d'acide carbonique qu'elles contiennent les rend pétillantes et acidulées.

3° Ces eaux donnent au sol qu'elles imbibent une composition spéciale qui est mise en évidence par la *florule marine* qui se trouve partout où la culture et les constructions ne l'ont point anéantie, sur le sol minéralisé.

Cette florule, si spéciale, a fait l'objet de nombreux travaux; nous transcrivons le nom des espèces les plus caractéristiques :

Spergularia marina	Lebel.	*Taraxacum salsugineum.*	Lamothe.
Spergularia salina	Presle.	*Glaux maritima*	Lin.
Trifolium maritimum	Huds.	*Plantago maritima*	Lin.
Triglochin maritimum	Lin.	*Glyceria distans*	Wahl.
	Chara crinita	Wahl, etc.	

Ce fait de retrouver une florule appartenant au littoral, sur les terrains arrosés par les eaux minérales, est une des preuves les plus convaincantes de l'action du sol sur la végétation par les substances qu'il contient.

V.

Les eaux minérales que nous venons de décrire montent de la profondeur pour jaillir par la faille qui leur sert de cheminée d'accès vers la surface; mais, à côté de ces eaux, il nous reste à étudier les eaux douces qui, traversant les couches perméables, forment sur les couches imperméables, des nappes qui alimentent des sources nombreuses.

Au point de vue de la formation de ces sources, la coupe des terrains superposés dans la constitution de la falaise qui domine la plaine, met en évidence les conditions réalisées pour leur production.

La désagrégation des granits a conduit à l'accumulation d'arkoses et d'argiles épaisses qui couvrent le fond et le flanc des vallées et qui, au contact de la plaine, se continuent par les argiles tertiaires plus profondes. Il y a donc une couche imperméable argileuse qui s'étend de la base de la chaîne des Dômes jusqu'à la plaine. C'est sur cette couche que s'étalent les coulées de laves, surmontées elles-mêmes par les amas et les dômes de scories. Ces dernières sont de véritables cribles qui laissent passer sans la retenir l'eau de pluie, et l'eau, ainsi recueillie sur cette étendue considérable, glisse sous la lave, s'intercalant entre la coulée et les argiles granitiques. Les coulées forment donc la paroi supérieure des canaux naturels creusés dans les argiles, qui servent à la descente des eaux vers la plaine. Ces canaux sont largement fendus en plusieurs points et, par ces orifices, l'eau s'échappe en sources puissantes naturelles. Mais il est aisé de concevoir que si l'on pratique à travers la lave une galerie, on tombe sur la nappe d'eau qu'elle recouvre et l'on obtient une source artificielle abondante.

La ligne de partage des eaux passe, d'une manière générale, par le sommet de la chaîne des puys à cratères et les vallées, perpendiculaires à la ligne des volcans, forment autant de drains qui portent les eaux du plateau vers la plaine.

Pour Clermont, le bassin d'alimentation est terminé au Nord par le voussoir des côtes de Clermont et du massif granitique de Sarcenat, Ternant, etc..., au Sud, par le massif de Gergovia et les granits de Saint-Genès-Champanelle.

Les sources qui jaillissent dans les villages de la Font-de-l'Arbre et de Fontanas (villages qui tirent leurs noms de la présence de ces sources) servent d'origine à la Tiretaine. Elle reçoit sur la rive droite les ruisseaux du plateau basaltique de Charade et du massif éruptif de Gravenoire, et recueille, en suivant la coulée de lave qui occupe l'ancien emplacement de ce ruisseau, les diverses sources qui s'échappent par les fissures ou au contact du terrain imperméable sous-jacent : Sources du pré Augustin, du Cheix, de Marpon, de la Grande Grotte, du village de Royat, de Villars, et des roches Galoubies où se trouve le point terminus de la coulée lavique du Chuquet-Couleyre.

La Tiretaine descendant de la vallée de Royat traverse la plaine de Chamalières et atteint Clermont par le quartier de Saint-Alyre, côtoyant par les Bughes la colline qui porte la ville. Un bras de la Tiretaine désigné plus particulièrement sous le nom de Scatéon ou Artier, se sépare du tronc principal et gagne l'autre flanc de la colline, suivant la rue Blatin, Jaude (ruisseau des Tanneurs) et se portant vers Rabanesse pour retomber un peu plus loin dans la Tiretaine qui lui avait donné naissance. Dans le quartier de Saint-Alyre, la Tiretaine est divisée en deux bras parallèles, reliés par de nombreuses branches; c'est le travail humain qui a modifié le cours initial pour l'utilisation des eaux de la rivière. Ce gros ruisseau est coupé par de nombreux ponts et, sur plusieurs points son cours est souterrain. Sa disposition même, qui est celle d'une large boucle enveloppant la ville, le désignait pour le transport des eaux circulant dans les égouts qu'il conduit dans le Bédat et de là dans l'Allier, le grand fleuve du pays.

———

MÉTÉOROLOGIE

« Jusqu'ici, a dit M. le professeur FONSSAGRIVES, on a surtout étudié les climats de zones ; je m'efforcerai de démontrer que ces généralisations, fort élevées et fort intéressantes en elles-mêmes, sont purement spéculatives et en tout cas prématurées ; qu'elles peuvent, si elles ne sont corrigées par l'étude des climats de localités, entraîner dans la pratique des erreurs préjudiciables... Le climat de localité est le seul dont l'étude offre un intérêt réel. »

Rien n'est plus vrai et nous le montrerons : si nous avions gratifié banalement la ville de Clermont du climat de la zone géographique où elle se trouve, nous nous serions fort écarté de la vérité. On divise, en effet, la France en cinq régions climatériques :

Le climat vosgien ou Nord-Est ;
Le climat séquanien ou Nord-Ouest ;
Le climat rhodanien ou Sud-Est ;
Le climat girondin ou Sud-Ouest ;
Le climat méditerranéen ou provençal.

La ville de Clermont-Ferrand est comprise dans le climat girondin ou Sud-Ouest ; or, par sa température annuelle moyenne (10°10), elle s'écarte notablement de ce climat (12°7), pour se rapprocher du climat séquanien (10°9), la différence entre l'été et l'hiver (12°35) est la même à peu près que celle qui existe entre ces deux saisons dans le climat séquanien (13°6) ; pour le régime des pluies (608mm et 165 jours de pluie année moyenne), c'est le climat séquanien qui donne encore les chiffres les plus voisins (548mm et 140 jours).

M. FONSSAGRIVES a donc raison quand il pense que les conséquences pratiques tirées d'une formule générale et appliquées à un climat particulier seraient certainement entachées d'erreur. En dehors de cette considération, ce premier aperçu nous indique que, par ses principaux caractères météorologiques, ce pays est comparable à des climats plus septentrionaux.

Clermont-Ferrand possède deux observatoires météorologiques : la station de la plaine (longitude 0°45'E, latitude 45°46' — altitude 388m) et la station du sommet (longitude 0°37'E — latitude 45°47' — altitude 1467m), établie sur le Puy de Dôme. En mettant à notre disposition le *Bulletin des observations françaises* des annales du bureau central météorologique et en nous dirigeant de ses savants conseils, M. PLUMANDON, météorologiste à l'Observatoire du Puy de Dôme, nous a donné les moyens de mettre à profit les observations faites depuis douze années dans ces importants laboratoires.

Les moyennes annuelles, en prenant pour base de calcul les résultats acquis pendant douze années d'observation, sont les suivantes :

PRESSION	TEMPÉRATURE	HUMIDITÉ	PLUIE
727,76	10°10	68	608

Les moyennes saisonnières, pour les mêmes douze années se répartissent de cette façon :

SAISONS	TEMPÉRATURES			PRESSIONS	HUMIDITÉ
	MOYENNES	MINIMA	MAXIMA		
Hiver.............	2°7	2°5	3°3	729mm23	75
Printemps.........	6°18	1°1	15°03	725.73	62.3
Eté................	14°42	9°5	24°2	728.52	62
Automne..........	10°44	3°8	15°7	721.58	72.3

Les moyennes mensuelles, prises pour la même série, peuvent être groupées dans le tableau suivant :

MOIS	TEMPÉRATURES			Pression	Humidité	Pluie
	Moyennes	Minima	Maxima			
Janvier............	1°77	3°7	5°3	730mm37	78	33mm4
Février............	4.15	1.05	8.14	728.58	71	34.2
Mars..............	6.93	4.4	11.9	786.51	64	38.8
Avril..............	9.39	2.4	14	723.40	62	60.5
Mai...............	12.94	5.3	19.2	727.96	61	63.7
Juin...............	16.54	8.1	22.5	728.12	64	101.9
Juillet............	18.48	10.6	25.3	728.97	63	60.8
Août..............	18.25	9.9	24.9	728.48	68	57.2
Septembre........	14.97	7.6	21.6	27.87	69	61.7
Octobre,..........	10.08	3.4	15.2	726.77	72	56.3
Novembre.........	6.29	0.4	10.5	727.10	75	42.5
Décembre.........	2.29	3	6.1	728.74	76	39.1

Les moyennes de chaque année, prises en particulier, les moyennes de chaque mois et les observations de chaque jour, à la 3ᵉ, 6ᵉ, 9ᵉ, 12ᵉ, 15ᵉ, 18ᵉ, 21ᵉ et 24ᵉ heure sont consignées dans les Annales du Bureau central du Puy-de-Dôme, auquel nous renvoyons pour les nombreux tableaux dressés à ce sujet.

I. — TEMPÉRATURE.

La température moyenne de 10°,10 est très voisine de la température moyenne de Paris (10°,8), de Londres (10°,4) et de Bruxelles (10°,2), villes comprises dans les climats tempérés. Déjà la moyenne de Strasbourg (9°,8) et de Genève (9°,7) sont inférieures et il nous semble utile de rapprocher comme comparaison les moyennes de Moscou (3°,6) et de Saint-Pétersbourg (3°,5), et les moyennes de Toulouse (12°,9), d'Avignon (14°,4), de Marseille (14°,1), pour mettre en relief ce fait que Clermont doit à son altitude d'occuper, à ce point de vue, une place qui la rend comparable à des points dont la latitude est beaucoup plus élevée.

Cette moyenne n'est acquise que par des écarts considérables qui sont mis en évidence par la comparaison du minimum absolu et du maximum absolu de chaque mois, dans une année donnée. Nous relevons en chiffres, pour deux années prises au hasard : 1879 et 1889.

MOIS	1879 (1)				1889			
	Minimum absolu	Date	Maximum absolu	Date	Minimum absolu	Date	Maximum absolu	Date
Janvier.........	—12.2	10	15.5	2	—10.2	6	11.4	8
Février.........	— 5.6	28	15.7	9	—11.8	6	15.2	1
Mars..........	— 7.0	15	19.6	8	— 7.2	5	18.0	18
Avril..........	— 6.8	13	19.8	7	— 2.2	18	22.3	21
Mai............	0.0	29	23.9	23	1.4	11	29.3	31
Juin...........	2.7	26	33.4	27	5.6	11	31.0	6
Juillet........	5.7	25	33.2	29	6.3	19	33.0	10
Août..........	5.0	27	35.0	3	3.6	28	33.9	1
Septembre......	3.1	28	29.7	4	— 2.5	18	35.0	2
Octobre........	— 2.6	17	25.3	1	— 1.5	15	19.9	28
Novembre.......	—10.3	6	16.9	1	— 5.4	21	18.9	13
Décembre.......	—23.0	10	14.6	4	—14.1	31	12.3	24

Ce tableau rend palpable la brusquerie des oscillations thermiques qui fait passer dans le même mois d'octobre d'une température maximum de 25°,3 à une température minimum de —2°,6 et en novembre, d'une température maximum de 16°,9 à une température minimum de —10°3. La différence est peut-être encore plus sensible en décembre avec l'écart de 14°,6 maximum à —23° minimum. Mais si l'on fait le relevé, de 3 heures en 3 heures, de la température, pendant un mois, on est encore plus frappé de ces alternatives imprévues, qui font succéder des journées chaudes à des journées fraîches, et, dans la même journée, des nuits froides à des après-midi relativement chaudes. C'est surtout pendant la période des chaleurs que ces modifications journalières peuvent exercer par surprise une impression défavorable sur les organismes prédisposés.

(1) L'année 1879 est une année exceptionnelle, mais l'année 1889 est une année normale.

La comparaison de la température prise à midi, pendant les mois les plus chauds : juin, juillet, août, septembre, d'une année prise au hasard, 1889 par exemple, fera mieux comprendre ce caractère fondamental du climat clermontois.

			THERMOMÈTRE A MIDI					
Dates	Juin	Juillet	Août	Septemb.	Dates	Juin	Juillet	Août	Septemb.
1	13.2	11.3	20.2	18.0	17	10.1	9.6	16.3	3.8
2	12.2	10.4	11.6	18.8	18	11.7	8.0	18.2	7.0
3	5.8	11.2	14.3	18.6	19	14.8	9.6	14.3	11.2
4	7.1	14.5	16.4	8.1	20	11.0	10.8	8.4	7.6
5	9.1	14.6	11.4	9.6	21	10.5	11.2	9.2	2.4
6	15.0	11.2	10.4	9.4	22	9.7	9.7	6.0	5 6
7	15.0	9.8	9.4	11.2	23	8.9	7.2	5.3	3.6
8	15.1	10.0	14.4	13.6	24	11.9	6.9	5.1	9.4
9	11.5	16.6	14.4	12.0	25	12.5	9.1	6.0	7.6
10	6.0	19.2	11.0	11.6	26	13.3	6.7	5.7	1.8
11	7.7	17.6	7.0	16.6	27	10.0	4.3	8.0	9.4
12	7.3	17.9	7.6	15.6	28	10.7	5.8	15.0	7.8
13	8.8	12.8	5.4	14.2	29	10.2	9.2	16.2	0.6
14	6.6	7.6	5.6	13.2	30	9.6	12.2	15.0	0.2
15	6.8	8.5	9.2	3.6	31		11.9		
16	9.9	9.6	10.7	0.6					

Les écarts de la température prise à découvert, c'est-à-dire dans les conditions de la vie ordinaire, montrent encore mieux ces passages brusques des minima aux maxima.

DATES	MINIMA	MAXIMA	ÉCARTS
31 mai 1891....................	1°6	33°2	31°6
5 juin 1891	1.5	32.3	30.8
13 —	0.9	30.8	29.9
14 —	0.6	34.2	33.6
18 —	2.3	36.8	34.5
19 —	3.4	38.8	35.4
21 —	7.2	39.2	32.0
22 —	2.3	39.7	37.4
26 —	6.0	39.5	33.5
28 —	5.4	41.5	36.1
9 juillet 1891................	2.6	35.5	32.9

II. — PRESSION ATMOSPHÉRIQUE.

Les oscillations de la pression atmosphérique semblent avoir un rapport direct avec certains états congestifs des organes céphaliques et pulmonaires. D'autre part, on a cru saisir dans les modifications de la pression les causes de certaines épidémies, en faisant intervenir la possibilité pour les eaux souterraines de s'élever plus ou moins haut à travers les fissures du sol, suivant les conditions mêmes de la pression de l'air. Les recherches dans ce sens sont loin d'être démonstratives, mais des conclusions précises ne pourront être tirées que d'un nombre considérable d'observations rigoureuses. C'est pour apporter, dans la mesure du possible, des documents à cette question controversée que nous avons fait entrer dans nos tableaux une colonne pour la pression barométrique.

La moyenne des 12 années est (727,76) et la répartition saisonnière place la moyenne maximum en hiver (729,23). L'été avec (728,52) est compris entre les moyennes sensiblement égales du printemps (725,73) et de l'automne (725,58). La courbe des moyennes mensuelles présente son point culminant en janvier (730,37), descend jusqu'en avril, où elle atteint le point le plus inférieur (723,40), remonte pour atteindre (728,97), oscille autour de ce point (août 728,48 — septembre 728,87) et descend en octobre à (726,77), pour revenir en janvier à la moyenne maximum indiquée.

Si des moyennes on passe au détail des tableaux indiquant les pressions journalières, on constate que les augmentations et les diminutions de pression sont fréquentes et très variables d'un jour à l'autre.

La comparaison de la pression atmosphérique prise sur les différents points du globe a permis d'établir d'importantes conclusions. Il est, en effet, démontré que la descente du baromètre se manifeste dans une zone circulaire déterminée, qu'on peut appeler *aire des basses pressions ;* le minimum de pression occupe sensiblement le centre de la région atteinte. L'aire des basses pressions est due à la présence d'un tourbillon qui se déplace avec rapidité et provoque les mouvements atmosphériques qui nous restent à étudier.

III. — VENTS. — PLUIE. — NEIGE. — ORAGES.

L'étude des vents est très importante pour une région donnée, car leur direction et la hauteur du baromètre permettent de déterminer la position que l'on occupe dans l'aire des basses pressions et de préciser le temps probable. C'est sur ces données qu'a été établi le tableau synoptique de MM. PLUMANDON et COLOMÈS, qui ont résumé à cet effet les données générales suivantes. Dans toute dépression de l'hémisphère boréal, l'air tourne autour du minimum barométrique. Le sens de sa rotation est invariablement l'inverse de celui du mouvement des aiguilles d'une montre. Il en résulte, qu'au centre, on a des vents d'Ouest, à l'Est, des vents du Sud, au Nord-Est des vents du Sud-Est, etc. La force du vent, faible sur les bords de la dépression augmente, dans les régions les plus rapprochées du centre, et c'est vers le tiers du rayon qu'il atteint son maximum. Le vent est également plus fort dans la partie Sud que dans la partie Nord.

Pendant que l'air atmosphérique tourne, comme nous venons de le dire, autour du centre de dépression, ce centre se déplace lui-même avec plus ou moins de rapidité et distribue ainsi sur son passage le beau et le mauvais temps. En général, les centres de grandes pressions passent par les Iles Britanniques, la mer du Nord et la Scandinavie. Dans notre voisinage, il se forme souvent des dépressions secondaires : l'été, sur la mer de Gascogne, au Nord-Ouest des Pyrénées ; pendant les autres saisons, vers le golfe de Gênes, au Sud des Alpes. Le mauvais temps sévit surtout dans la partie Sud des dépressions; le ciel est plus ou moins couvert de nuages, le vent souffle, il pleut, etc. Le beau temps règne ordinairement dans la partie septentrionale des dépressions, de même qu'en dehors de toute dépression, le ciel est pur ou peu nuageux, l'air à peu près calme et sec, etc...

Si l'on remarque que les vents du Sud apportent, dans la région où ils soufflent, l'air chaud des pays méridionaux, que les vents du Nord y amènent, au contraire, l'air froid des contrées boréales, on en conclut qu'il fait toujours plus chaud dans la moitié Est d'une dépression que dans la moitié Ouest.

Si les vents de la région Sud soufflent dans une contrée et si, en outre, l'air y est pur et sec (ce qui arrive sur le bord Nord-Est d'une dépression), la chaleur devient excessive pendant l'été, parce qu'alors, grâce à la pureté de l'atmosphère, la surface de la terre absorbe beaucoup de rayons solaires.

Si le ciel est pur dans une région, si l'air y est sec et qu'en outre il y souffle les vents du Nord (ce qui arrive sur les bords Nord-Ouest d'une dépression), le froid sera excessif pendant l'hiver, parce qu'alors, grâce à la pureté de l'atmosphère, la surface de la terre perd, par rayonnement, beaucoup de sa chaleur.

Les gelées d'automne et de printemps se produisent, comme les grands froids, par les vents de la région Nord qui coïncident avec la pureté du ciel et la sécheresse de l'air (on se trouve alors sur le bord Nord-Ouest d'une dépression). Les journées sont assez chaudes, mais il fait très froid au lever du soleil.

La pluie est plus abondante dans la moitié Sud que dans la moitié Nord d'une dépression et le beau temps règne même très fréquemment dans les localités du bord septentrional. Dans le secteur Ouest, la pluie tombe avec des intermittences, sous forme d'ondées et d'averses.

Les chutes de neige remplacent la pluie, dès que la température descend aux environs de zéro : Elles se produisent surtout dans la partie froide des dépressions, c'est-à-dire dans leur moitié Ouest. Au printemps et à l'automne, les ondées tombent dans les plaines inférieures sous forme de giboulées de neige et sous forme de grésil dans les régions montagneuses. Il est bon d'ailleurs de faire remarquer que, même pendant l'été, il neige sur la cime des montagnes élevées tandis qu'il pleut à leurs pieds.

Les orages éclatent surtout dans la moitié Sud-Est des dépressions peu accentuées. Il s'en produit quelquefois pendant la saison froide ; on est alors sous l'influence d'une forte dépression barométrique.

Ces données générales étant acquises, il nous reste à présenter quelques détails particuliers touchant Clermont-Ferrand. Nous réunissons dans le tableau suivant les résultats des observations faites sur les directions des vents de 1880 à 1890.

ANNÉES	NOMBRE DE FOIS QUE LE VENT A ÉTÉ :								
	Nord	Nord-Est	Est	Sud-Est	Sud	Sud-Ouest	Ouest	Nord-Ouest	Calme
1880....	288	106	58	52	132	119	204	144	»
1881....	327	122	30	95	245	195	292	240	1395
1882....	425	93	90	127	807	829	432	282	835
1883....	788	174	103	129	275	278	674	504	»
1884....	593	189	64	120	308	231	888	585	»
1885....	587	175	111	101	420	378	718	453	»
1886....	543	157	78	158	457	350	681	546	»
1887....	863	136	99	120	273	327	550	552	»
1888....	1724	456	423	356	1274	1023	2100	1428	»
1889....	703	169	115	97	302	395	673	466	»

Ce sont donc les vents d'Ouest, Nord-Ouest et Nord qui sont prédominants dans la région. Quant à la force des vents, il est admis qu'une vitesse de 12 à 15 mètres par seconde constitue un grand vent, 16 à 22 mètres par

seconde un vent violent et 25 mètres une tempête. On
enregistre 2 à 3 tempêtes par an; les plus violentes remontent au 20 février 1879 et au 23 janvier 1890 (33 mètres par seconde). Au Puy de Dôme, on a observé des
vents de 63 mètres par seconde.

Le nombre des jours de pluie pendant les dix années se
répartissent ainsi :

1880	1881	1882	1883	1884	1885	1886	1887	1888	1889
132	128	154	162	154	160	176	176	194	225

Ce qui donne une moyenne de 165 jours de pluie et de
200 jours de beau temps dans l'année. Si l'on rapproche
de ces chiffres, les moyennes mensuelles et saisonnières
des hauteurs en millimètres de la pluie recueillie au plu-
viomètre, on trouve comme moyenne générale 608. Le
nombre très restreint des jours pluvieux et la faible quantité de pluie tombée sont un caractère tout à fait spécial à
notre ville (1).

Le relevé des jours de neige nous donne la répartition
suivante :

ANNÉES	Septembre	Octobre	Novembre	Décembre	Janvier	Février	Mars	Avril	Mai
1880...	1	4	10	18	11	6	13	14	2
1881...	»	»	5	7	4	2	»	»	»
1882...	»	»	4	1	1	»	»	»	»
1883...	»	2	»	2	8	1	1	1	»
1884...	»	»	3	4	»	»	»	»	»
1885...	»	»	»	8	6	»	2	»	»
1886...	»	»	»	7	2	2	12	1	»
1887...	»	1	6	9	1	»	»	»	»
1888...	»	»	1	10	9	9	4	1	»
1889...	»	5	»	9	8	6	6	3	»
1890...	»	»	4	11	5	13	7	4	»
1891...	»	»	»	»	9	17	9	»	»

(1) Si l'on suprime les quatre dernières années, 1886, 1887, 1888, 1889, où le
nombre des jours de pluie a été exceptionnel, on arrive à une moyenne de 148 jours
de pluie, par an, moyenne bien plus conforme à la vérité dans cette région.

Enfin, les orages, groupés par mois, sont ainsi répartis :

ANNÉES	Janvier	Février	Mars	Avril	Mai	Juin	Juillet	Août	Septembre	Octobre	Novembre	Décembre
1880.......	»	»	»	3	1	2	6	4	»	»	»	»
1881.......	»	1	2	3	1	7	2	5	5	»	»	»
1882.......	»	1	1	2	6	10	7	12	6	4	»	»
1883.......	»	»	»	4	6	11	6	4	4	1	»	1
1884.......	»	»	3	3	8	8	2	2	5	1	»	»
1885.......	»	»	1	1	»	7	5	5	6	»	»	»
1886.......	»	»	»	9	10	11	7	8	10	1	»	»
1887.......	»	»	3	3	7	8	15	10	2	1	»	»
1888.......	»	»	3	6	10	13	7	6	3	2	3	»
1889.......	»	»	»	4	14	20	8	8	3	4	»	»
1890.......	1	»	1	4	13	4	6	14	4	1	»	»
Totaux...	1	2	14	38	76	101	81	78	48	15	3	1

Humidité atmosphérique. — Nous avons réuni dans nos tableaux de moyenne les renseignements acquis sur la vapeur d'eau hygrométrique. Les conclusions que l'on peut tirer sont les suivantes : humidité très variable; jours très secs alternant avec des jours très humides.

NÉBULOSITÉ.

L'influence de la lumière sur les êtres vivants est telle que notre travail serait incomplet si nous n'avions pas fixé notre attention sur la nébulosité dans la région. En 1890, 1692 heures de soleil. — En 1889, 1487. — En 1888, 1541. — En 1887, 1747.

A la latitude de 45°, le maximum possible d'heures de soleil est de 4432.

Jours clairs, en :

1887	1888	1889	1890
100	90	73	95

Bien que les observations soient peu nombreuses touchant l'ensemble du département, car seul l'observatoire du Puy de Dôme est muni comme la station de la Plaine des instruments nécessaires aux observations continues, nous avons cru cependant utile de publier le résultat des observations faites sur divers points du département, pendant l'année 1890 :

STATIONS	ALTITUDE	TEMPÉRATURE moyenne	HAUTEUR de la pluie au pluviomètre
Clermont.	388	9°61	512.2
Puy de Dôme.	1467	3.13	1582.6
Ambert.	530	9.94	535.9
Bellaigues.	508	8.59	613.9
Chaumont.	604	8.77	632.1
La Molière.	368	10.12	540.9
La Tour.	959	8.04	1201.2
Le Vernet.	812	8.91	788.5
Montaigut.	625	9.17	814.5
Pont-du-Château.	350	10.70	533.6
Saint-Nectaire.	760	9.16	586.0
Thiers.	414	10.43	815.5
Besse.	1040		1227.0
Billom.	359		467.0
Egliseneuve.	825		1263.4
Laqueuille.	1000		932.2
Pontgibaud.	666		871.1
Saint-Dier.	450		

CONCLUSIONS GÉNÉRALES.

Est-il possible de déduire de cet ensemble la caractéristique de notre climat ?

« Le climat, a dit RÉVEILLÉ-PARISE *(Traité de la Vieillesse; Paris, 1853)*, n'est pas seulement le froid et le chaud, c'est un être collectif qui se compose de la température, de la lumière, de l'électricité, de la sécheresse, de l'humidité, des mouvements de l'air, de la nature des lieux, des productions du sol, de la situation du terrain et de la culture. » Ajoutons à ces éléments l'altitude, la direction des vents régnants, la présence ou l'absence d'abris contre

chacun d'eux, la position continentale, riveraine ou insu-
laire et nous aurons la synthèse que représente un climat.
(FONSSAGRIVES : *Thérapeutique de la phtisie pulmonaire.*)

Un hygiéniste éminent, FLEURY, frappé de l'impossibilité d'apprécier la résultante de tant de causes, a prétendu, avec raison suivant nous, que les généralisations
en matière de climat étaient œuvre vaine et que, seule, la
climatologie des localités était intéressante en hygiène.

« A climat semblable, dit JACCOUD *(De la Curabilité de
la phtisie)*, deux localités peuvent exercer une action essentiellement différente sur la tuberculose pulmonaire, et cela
en raison des dispositions topographiques. »

Déterminer la part qui incombe aux influences météorologiques dans la pathologie d'un climat est un problème
difficile, sinon impossible à résoudre.

L'homme subit incontestablement l'action du climat
dans lequel il vit, mais il possède pour lui résister des qualités propres, dues à sa race. Son intelligence, ses habitudes,
ses passions, son industrie secondent l'action des agents
extérieurs ou le protègent contre elle, et il faut tenir compte
de chacune de ces forces dans l'étude étiologique des maladies.

Les affections nettement subordonnées au climat sont
celles qui proviennent d'émanations miasmatiques et celles
qui naissent des vicissitudes de l'atmosphère : les fièvres
paludéennes, les grandes épidémies (choléra, peste), d'une
part ; les phlegmasies des organes respiratoires, d'autre
part, etc... Le nombre des maladies infectieuses est assez
grand et, parmi celles qui ne sont point encore considérées
comme telles, plus d'une viendra se ranger dans la même
catégorie. Echappent-elles par là même aux influences climatériques ? Certainement non. Les vicissitudes atmosphériques, impuissantes à les déterminer, mettent l'organisme en état de réceptivité et le germe pathogène trouve,
grâce à cette préparation, un terrain favorable.

C'est ainsi que les brusques refroidissements du soir, si

fréquents en cette ville quand souffle le vent des Dômes, provoqueront des angines *a frigore* qui deviendront diphtéritiques si l'élément infectieux vient s'y greffer.

Les rhumatismes passent pour se développer de préférence dans les pays froids et humides et, à en juger par leur fréquence, on croirait à un état hygrométrique très prononcé de notre atmosphère. Il n'en est point ainsi et Clermont-Ferrand représenterait plutôt un climat sec, en raison de ses moyennes. Mais en examinant les choses de plus près, on constate des alternatives de sécheresse extrême et d'humidité excessive, de nature à impressionner les organismes prédisposés tout aussi bien qu'une action persistante.

C'est dans ces limites, croyons-nous, que doit être appréciée l'influence des circumfusa et, ainsi étudiée, elle nous explique en ce pays la fréquence des affections des voies respiratoires, des diarrhées et des rhumatismes.

L'étude météorologique du climat clermontois nous le présente sous un aspect à demi favorable. Ses alternatives d'humidité et de sécheresse, la fréquence des vents, les oscillations thermiques étendues en font un climat fatiguant d'abord, mais éminemment tonique pour ceux qui peuvent supporter ses vicissitudes. Aussi, lorsqu'on examine le tempérament des habitants de cette ville, dans les classes ouvrières, celles qui ressentent le mieux l'influence climatérique, on rencontre de vigoureuses constitutions et l'apparence d'une santé florissante. Chez le plus grand nombre, on trouve le tempérament bilieux et sanguin, avec un développement musculaire marqué.

Chez les faibles, les étrangers non acclimatés ou même chez les imprudents, le climat clermontois, par sa variabilité, tant au point de vue thermique qu'à celui de l'hygrométrie, prédispose aux maladies des voies respiratoires, au rhumatisme, aux névralgies. Aussi ces affections entrent-elles pour une grande part dans la morbidité de ce pays.

RACE — DÉMOGRAPHIE

I. — ÉTUDE ANTHROPOLOGIQUE.

L'homme existait en Auvergne à l'époque quaternaire.
La découverte de silex chelléens dans les sablières d'Ar-
pajon, près d'Aurillac, ne laisse aucun doute sur la présence de l'homme contemporain de cette faune où *Elephas
antiquus* et *Rhinoceros Merkii* s'unissent à *Elephas primigenius* et à *Rhinoceros tichorinus*. D'autre part, les alluvions qui recouvrent les coulées laviques, émises par les
volcans les plus récents, contiennent des silex des types
solutréens et magdaléniens, avec la faune comprenant : *El.
primigenius, Rhinoceros tichorinus, Cervus tarandus,
Saïga tartarica.* C'est à l'époque même des éruptions de
la chaîne des Puys que se rapportent les ossements
humains découverts dans les scories du volcan de Gravenoire (PAUL GIROD et PAUL GAUTHIER : *Découverte
d'un squelette humain*, etc. ; *In* Comptes-rendus de l'Académie des Sciences, 19 mai 1891). Ces précieux débris ont
été extraits de la couche d'argile qui séparait deux couches
de pouzzolanes émises par ce volcan. Nous n'avons pas
l'intention de faire connaître l'homme de cette époque
lointaine, ni d'exposer les connaissances acquises sur ces
tribus dont les instincts artistiques étonnent tous ceux qui
voient, pour la première fois, les croquis d'animaux et les
dessins variés qu'ils ont tracés sur des lames d'ivoire, d'os
ou de bois de renne ! C'étaient des *dolichocéphales* dont

les ossements dénotent, par leur forme et leurs saillies, une musculature d'un développement considérable.

L'invasion des types *brachycéphales*, venant de l'Orient, marque la disparition des chasseurs de rennes qui semblent remonter vers le Nord, avec les animaux sauvages amis du froid. Les brachycéphales apportent avec eux la pierre polie, les animaux domestiques, les plantes cultivées ; ils dressent les menhirs et construisent les dolmens dont on rencontre encore un certain nombre dans nos environs.

A la pierre polie succède le bronze et le fer et l'histoire nous fait connaître enfin les lointains faits d'armes de nos antiques aïeux. C'est en 623 que les Arvernes, conduits par leur chef Bituit, franchirent le Rhône pour venger la défaite des Allobroges. Les éléphants des Romains décidèrent de leur défaite. C'était le signal d'une guerre sans merci que devait rendre célèbre la victoire de Gergovie remportée par Vercingétorix sur César, mais qui se termina par la prise d'Alésia et la mort du héros gaulois.

Clermont, nommée par les Romains *Augustonemetum*, devint un des centres gallo-romains les plus importants. Au moment de l'invasion des barbares, les Vandales, les Alains, les Suèves se ruèrent sur l'Arvernie. La grande invasion des Sarrazins de 730 à 732 ne fit que l'effleurer.

Ces aperçus historiques réduits aux données succinctes des invasions de la pierre polie, des Romains, des Barbares et des Sarrazins sont nécessaires pour chercher à démêler les caractères des races d'hommes qui, à l'heure présente, habitent l'Auvergne. Est-ce à dire que, dans notre pensée, ces tourbillons d'envahisseurs ont imprimé aux races primitives des caractères tranchés pouvant, par hérédité, se manifester dans nos populations actuelles ? On ne peut pas nier la possibilité d'un pareil fait, mais l'étude rigoureuse de notre type montagnard, faite par BROCA, indique que, malgré les mélanges possibles, le type brachy-céphale caractéristique s'est maintenu à travers les siècles et se retrouve correspondant au type montagnard, savoyard et breton. Cependant, Boyer et Roujou ont cru pouvoir admettre, dans notre province, un grand nombre de types : australoïde, mongoloïde, aryen, berbère, germanique, établis à l'aide des caractères physiogomoniques. Les conclusions du travail de M. Boyer : « *Recherches sur les races humaines de l'Auvergne* », ont fait l'objet d'une importante discussion (*Association française av. sc.* — Clermont-Ferrand, 1876) à laquelle ont pris part MM. de Quatrefages, Broca, Topinard, Hovelacque.

« En Bretagne, dit M. Topinard, on constate deux types principaux, parfaitement séparés, et tous les intermédiaires possibles : l'un, au visage long, au nez saillant en lame de couteau, aux cheveux et aux yeux clairs, aux formes sveltes et à la taille élevée : c'est le type kymri ; l'autre, au visage large et aplati, au nez très peu développé et comme enfoncé dans une dépression du milieu de la face, aux cheveux châtains ou bruns, aux yeux gris-verdâtre ou bruns, à la taille petite et au corps robuste : c'est le type celtique.

» Eh bien, ici, dans les villages de Laschamps, Fonfreyde, Ceyrat, Boisséjour..., comme à Montferrand et aux environs du Mont-Dore, j'ai retrouvé les deux mêmes types, mais moins distincts, plus fondus l'un dans l'autre, et tous les intermédiaires, la majorité se rapprochant davantage cependant de celui que je viens d'appeler *celtique*.

» L'Auvergnat moderne a, en somme, pour moi, le crâne brachycéphale, le front large et bien développé, les tempes pleines, les arcades sourcilières saillantes, le nez peu prononcé, le visage en rectangle, un peu aplati, l'élargissement se manifestant à la fois aux apophyses orbitaires externes, aux os malaires et aux angles des mâchoires, du reste assez lourdes ; le cou puissant, la taille au-dessous de la moyenne, les membres gros, les épaules larges, etc. Quant à ses variétés, elles sont infinies ; les unes dues aux milieux et au genre de vie menée ; les autres dues à la prédomi-

nance variable de l'une des nombreuses races qui figurent
dans le passé historique et préhistorique du centre de la
France. Mais elles ne sont pas étranges et imprévues
comme le veulent MM. Roujou et Boyer.... L'Auvergnat
est bien, en un mot, le représentant de la vieille race de
Gergovie, des Celtes et non des Gaulois. »

Et Broca confirmait cette manière de voir : « En Auvergne, on peut dire qu'il n'existe guère qu'une seule et
même race : la race brachycéphale. C'est celle qu'on retrouve en Savoie, en Bretagne, aux Pyrénées. Elle y pré-
domine dans de très larges proportions : c'est la race qui
occupait la Gaule celtique au temps de César, c'est la race
celtique. Les variations dans le degré de la brachycé-
phalie sont insignifiantes... Nulle part, il ne peut être
confondu avec le type dolichocéphale. Celui-ci se retrouve
en Auvergne, partout à l'état sporadique et parfois prédo-
minant; mais le vrai type arverne est brachycéphale. »

Si ces observations s'appliquent avec la précision la plus
grande aux habitants des montagnes, la plaine de la Limagne semble peuplée par deux races distinctes que l'étude
de la couleur des yeux et des cheveux oppose très nettement.
Les conclusions du docteur Pommerol (Dr Pommerol :
Sur l'anthropologie de la Limagne — Revue d'Auvergne,
1888), basées sur deux cents observations, indiquent le
mélange d'une race blonde aux yeux bleus, et d'une race
brune aux yeux foncés, ce qui explique les cas fréquents
de cheveux blonds accompagnant des yeux d'un noir variable. La race blonde envahissante s'est unie au type foncé
qui, par sa persistance dans la montagne, semble indiquer
la race la plus ancienne occupant le sol.

II. — Le Caractère auvergnat.

Au point de vue moral, l'habitant des différentes parties
de l'Auvergne semble posséder un fonds de qualités communes que nous allons essayer de peindre :

Il serait téméraire de remonter à la grande figure de Vercingétorix pour en déduire les principales lignes du caractère auvergnat. Depuis l'illustre patriote, l'Auvergne a subi successivement les invasions des Vandales, des Alains, des Suèves, des Huns, des Wisigoths, qui la gardèrent 32 ans, des Francs, des Sarrazins, etc.

De 851 à 925, les Normands parurent cinq fois dans ce pays d'où le comte d'Auvergne les chassa. Peut-être y laissèrent-ils cette impression de finesse prudente qui se joint encore aujourd'hui à la loyauté proverbiale des Auvergnats ?

La population des villes et celle de la plaine furent surtout influencées par ces occupations plus ou moins prolongées, les habitants des montagnes conservèrent mieux leur caractère particulier et subirent beaucoup moins le mélange des races conquérantes.

L'Auvergnat de nos jours est robuste et vigoureux ; sa figure large, d'une ossature puissante, indique la fermeté et la tenacité ; son caractère est réfléchi, circonspect, souple dans une certaine mesure, surtout patient dans l'attente de ce qu'il désire. La patience du montagnard est exemplaire, c'est bien à lui aussi que pourrait s'appliquer cette réflexion d'un célèbre écrivain : « Le paysan » n'est jamais pressé, il lui semble toujours avoir l'éter- » nité devant lui. »

L'esprit hiérarchique est resté très développé dans la montagne, le respect de la force et celui de la richesse sont universellement répandus. L'économie, l'amour du travail, sont les qualités maîtresses de l'Auvergnat. Il faut voir comme il méprise le paresseux, le *flâ*, comme il l'appelle dans son patois imagé, tandis que le travailleur a les perspectives les plus séduisantes : *travaillô, foutillou, t'auras de brayas néras....*, le paresseux est condamné à périr rongé par les insectes... *fazi re, flâ, las bêtias te mandzearont!* Aussi quels surprenants résultats atteignent-ils avec cette économie infatigable que des esprits chagrins ont souvent qualifié d'avarice. Les sous, religieusement accumulés au cours de ces voyages d'émigration dont ils sont coutumiers et où ils subissent courageusement les privations les plus dures, sans jamais oublier le but, les sous ainsi recueillis forment un petit pécule qui, au retour dans le village, sert à agrandir la propriété et à jeter les fondements d'une aisance qui, parfois, devient de la richesse.

Quelques-uns, plus ambitieux, restent dans les villes où s'exerce leur industrie, et, par une ascension lente mais continue, passent de la rue où se tenait le plus souvent leur premier négoce, aux plus hautes situations commerciales.

Le système d'émigration plus particulier à la haute Auvergne fut certainement déterminé par les rigueurs du climat. Les Auvergnats ont ainsi conquis dans toute l'Europe et surtout en Espagne, où ils fondèrent de vastes établissements, un crédit immense par leur exactitude à tenir leurs engagements.

Aujourd'hui, les émigrants ne s'associent plus avec cet ensemble et cette intelligence; ils opèrent isolément dans les diverses industries où les portent leurs instincts. Il est presque impossible de donner le chiffre de ces populations voyageuses.

Quatorze cantons du Puy-de-Dôme envoient chaque année en France et à l'étranger environ 1,600 émigrants pour y exercer les métiers de scieur de long, de terrassier, de maçon, de gagne-petit, de ramoneur, etc.... De là vient, sans doute, ce préjugé universellement répandu, que l'Auvergne est peuplée de chaudronniers, de charbonniers et de porteurs d'eau.

A un degré plus élevé de l'échelle sociale, nous retrouvons la même énergie, la même opiniâtreté, mises au service d'intelligences ouvertes, de cerveaux bien équilibrés. Aussi dans les sciences, dans les arts, dans les lettres, dans la politique, dans toutes les adaptations de

l'activité intellectuelle, nous voyons les enfants de ce
beau pays tenir une place honorable, parfois même émi-
nente.

Le siège de l'évêché fut illustré, sous Louis XV, par
Massillon, mort en 1742, au château de Beauregard, lais-
sant le souvenir de ses bienfaits aussi vivant que l'admiration inspirée par son talent.

N'est-ce pas aussi une illustration que cette fière réponse
au roi Charles IX, de François de Montmorin de Saint-
Hérem, gouverneur d'Auvergne : « Sire, j'ai reçu un
ordre de Votre Majesté, de faire mourir tous les protes-
tants qui sont en ma province. Je respecte trop Votre
Majesté pour ne point croire que ces lettres sont sup-
posées ; et si, ce qu'à Dieu ne plaise, l'ordre est vérita-
blement émané d'elle, je la respecte trop pour lui obéir. »

La ville de Clermont-Ferrand compte, parmi les plus
glorieux de ses fils, l'historien Grégoire de Tours, le
chancelier de l'Hospital, Jean Savaron, Daumat, Blaise
Pascal ; les littérateurs Thomas et Chamfort, le poète
Jacques Delille, l'historien Dulaure, le comte de Montlosier ; le baron de Barante, historien des ducs de Bour-
gogne, est né dans un château voisin.

S'il nous était permis de parler des contemporains, nous
pourrions ajouter au livre d'or des enfants de l'Auvergne,
le nom d'un fin lettré, l'élégant portraitiste de Mᵐᵉ de
Beaumont, l'historien de la bourgeoisie française, auquel
nous venons d'emprunter la lettre célèbre de M. de Montmorin, l'éminent écrivain dont l'esprit délicat et char-
mant est loin d'être le seul mérite.

III. — MOUVEMENT DE LA POPULATION.

Le chiffre de la population est de 50.119 habitants : il
représente la population (garnison comprise), d'après le
recensement de 1891.

Les documents de la statistique du Ministre de l'Agri-

culture et du Commerce, que nous avons mis à contribution, comprennent les années de 1881 à 1890. Nous réunissons dans le tableau suivant les résultats acquis pour
l'année 1890.

	Janvier	Février	Mars	Avril	Mai	Juin	Juillet	Août	Septembre	Octobre	Novembre	Décembre	Année	Totaux
Naissances :														
Garçons......	37	38	38	40	40	34	27	30	33	24	14	32	387	781
Filles........	42	27	37	39	41	34	45	28	22	18	25	36	394	
Décès :														
Sexe masculin.	107	68	53	41	57	50	37	44	42	41	35	63	638	1265
Sexe féminin..	75	58	61	46	53	55	40	56	38	43	50	52	627	
Mariages........	18	29	10	31	29	32	18	20	31	25	34	23	»	800
Mort-nés........	3	8	2	4	6	10	11	»	5	6	4	8	»	67
Divorces........	»	»	»	»	»	»	»	»	»	»	»	»	»	19

Les tableaux établis d'après le questionnaire officiel
permettent de dresser la répartition suivante :

Années	Naissances	Mort-nés	Décès	Mariages	Divorces
1881......	894	84	1.233	353	»
1882......	880	77	1.257	277	»
1883......	957	90	1.211	314	»
1884......	924	90	1.198	306	»
1885......	»	»	»	»	»
1886......	924	70	1.239	316	13
1887......	846	81	1.266	287	7
1888......	878	88	1.080	314	16
1889......	877	92	1.103	302	8
1890......	781	67	1.265	800	19

Ce qui ressort de ce tableau c'est la différence considérable qui existe entre les naissances et les décès et si
nous nommons survivance cette différence en plus ou en
moins, le calcul des moyennes montre qu'entre la moyenne
des décès = 1.205 et la moyenne des naissances = 862,
il y a, sans tenir compte des enfants mort-nés, une survivance de — 343, résultat négatif qui conduirait à l'a-
néantissement de la population clermontoise en 150 années

environ. C'est donc par l'apport continuel d'individus venant des campagnes voisines et des différents points du territoire que la population s'accroît dans les proportions qu'indiquent les recensements de 1886 et de 1891.

1886.......... 46.718
1891.......... 50.119

Il nous semble intéressant d'opposer le nombre des enfants légitimes à celui des enfants naturels :

	1886	1887	1888	1889	1890
Enfants légitimes..........	797	725	744	765	662
Enfants naturels.	127	121	134	112	119

parce qu'il montre un rapport presque constant qui se retrouve dans la comparaison des chiffres correspondants appartenant à la morte-natalité.

Mort-nés.

		1886	1887	1888	1889	1890
Légitimes.	Garçons........	30	39	41	51	25
	Filles..........	18	25	32	25	21
Naturels..	Garçons........	14	9	6	8	11
	Filles..........	8	8	9	8	10

Nous terminons cette étude en réunissant, par âges, les décès enregistrés en 1890.

	A Sexe masculin	B Sexe féminin	Totaux
De moins de 1 an.........	65	81	146
De 1 à 5 ans..............	45	36	81
De 5 à 20 ans..............	53	29	82
De 20 à 40 ans.	101	75	176
De 40 à 60 ans.............	129	103	232
De 60 à 100 ans.	245	303	548
Totaux...........	638	627	1265

Notons, dans la dernière période, 38 octogénaires hommes et 48 octogénaires femmes, 10 morts hommes et 19 morts femmes entre 85 et 90 ans, 1 homme entre 90 et 95, 9 femmes dans cette même limite d'âge et 2 femmes entre 95 et 100 ans.

Ce grand âge de 95 à 100 ans se montre surtout atteint par le sexe féminin; nous relevons en 1881, 4 décès de femme ayant cet âge; en 1882, 7 décès semblables; en 1883, 4; en 1884, 5; en 1886, 2 hommes et 3 femmes; en 1887, néant; en 1888, 1 homme et 1 femme; en 1889, 1 homme et 2 femmes; en 1890, 1 homme et 2 femmes.

Ces chiffres permettent de prendre une idée assez nette de la vie intérieure de notre cité; il eût été désirable de pouvoir mettre en relief les rapports de notre population avec l'extérieur, en montrant les éléments qu'elle reçoit du dehors et ceux, au contraire, qu'elle envoie au loin. Ce double mouvement d'immigration et d'émigration est des plus évidents, puisque seul il explique comment avec une survivance largement négative notre population s'accroît dans une mesure fort appréciable. Malheureusement, les documents administratifs manquent et il nous est impossible d'aborder, sans preuves à l'appui, l'exposé de cet important problème. Souhaitons qu'à l'avenir notre statistique municipale se préoccupe de conserver la trace du passage des arrivants français et étrangers qui se fixent, pour un temps plus ou moins long, sur le sol de cette ville.

EAUX ALIMENTAIRES

La ville de Clermont est alimentée par plusieurs des sources que nous avons signalées dans la vallée de Royat et la vallée de Gressigny. Dès 1511, les eaux des sources qui jaillissent de la lave, sous le village de Royat, furent amenées à Clermont, grâce aux libéralités de l'évêque Jacques d'Amboise qui fit élever, devant la cathédrale, la célèbre fontaine transportée au cours Sablon. Le vieil aqueduc bâti alors a fait place à une conduite en fonte et la cuvette de captage a été augmentée dans ses dimensions principales; de plus, les eaux de deux sources voisines, situées à quelques mètres au-dessous de la précédente, ont été réunies dans la même conduite. L'eau ainsi amenée à Clermont était amassée dans un réservoir placé au sommet de la colline (emplacement de l'ancien théâtre), d'où se faisait la distribution dans les différents quartiers.

En 1878, la municipalité acheta la source des Combes, qui venait d'être captée sous la lave du Pariou, à quelques mètres en contre-bas du village de Gressigny. Ce captage a été fait au-dessous d'une coulée de lave de quinze mètres d'épaisseur, ainsi que l'a démontré le puits de sondage foré pour constater la présence de l'eau en ce point. La source a été amenée au jour au moyen d'une galerie perpendiculaire au puits, qui traverse la lave obliquement, dans le fond de la vallée. Cette galerie, de deux

4

mètres de haut, sur 1ᵐ50 de large, est taillée à vif dans la lave très spongieuse, mais relativement sèche à ce niveau; le fond a été cimenté pour établir un radier dans lequel s'écoule l'eau qui s'échappe de la partie supérieure des alluvions anciennes recouvertes par la lave. La fraîcheur est excessive dans cette galerie où coule une eau vive, aérée et d'une pureté parfaite. Le puits a été maintenu, il est revêtu de maçonnerie et muni d'une échelle de fer qui permet, si besoin est, de visiter la chambre de captage. Les eaux descendent, en conduite ouverte, jusqu'à un regard situé sur le chemin de Nohanent à 486ᵐ d'altitude et de là s'engagent dans un tube de fonte de 0ᵐ30 de diamètre qui les amène à Clermont sous pression. Le tuyau de conduite se poursuit par la route de Bordeaux jusqu'à l'octroi de la ville de Clermont, sur l'avenue de Royat et se réunit en ce point avec les eaux venant de Royat. Un second conduit prend naissance sur le premier, au lieu dit des « Quatre-Routes », et descend au faubourg de Fontgiève par la route de Bordeaux pour aboutir au Poids-de-Ville.

Les vieilles sources de Royat que nous avons indiquées ont été augmentées, en 1887, de la source de Marpon, située en amont.

Les premières sont captées dans le diluvium qui recouvre la coulée du Chuquet-Couleyre; elles sont situées à 490ᵐ d'altitude. En ce point, les érosions de la Tiretaine ont coupé à pic les prismes verticaux de la coulée et enlevé sur certains points les cailloux roulés du fond, formant ainsi une série de grottes (grande grotte de Royat). Les captages étaient donc des plus faciles, car il a suffi de recueillir ces sources, au point de leur sortie, dans des cuvettes sur lesquelles s'embranchent les tuyaux de conduite. On a pratiqué une chambre peu profonde, avec porte en bois, à chacune des trois sources pour protéger les cuvettes. Les trois tuyaux se réunissent dans un collecteur qui traverse la Tiretaine sur un pont et suivent l'ancienne route de Royat, pour aller déboucher dans le réservoir des Roches, bâti sur la coulée de lave, à quelques mètres au-dessous de la gare de Royat. Ce sont ces eaux qui ont été incriminées en 1886, lors de l'épidémie de fièvre typhoïde. Depuis cette époque, les travaux de captage et de canalisation ont été refaits et ces eaux se rendent directement dans des conduits étanches jusqu'au réservoir.

D'après une convention récente, la Compagnie des chemins de fer d'Orléans a obtenu un embranchement pour l'alimentation de ses services et reçoit les eaux de ces sources avant leur arrivée dans le réservoir.

En 1887, la ville de Clermont a acquis de la famille de Marpon une source située dans sa propriété, entre Fontanas et le village de Royat. Le captage a été fait dans les mêmes conditions que celui des Combes, avec puits et galerie creusés dans la lave du Chuquet-Couleyre. C'est entre deux coulées que l'eau jaillit du diluvium qui les sépare et par de nombreuses fissures de la lave des deux coulées. C'est à M. Paul Gautier qu'est due l'observation de la superposition en ce point de deux coulées distinctes descendant du volcan voisin, superposition qui se retrouve sur tout le parcours jusqu'à Royat. Cette source est immédiatement adjacente à la source qui alimente la commune de Royat. On se souvient de la lutte épique, lutte qui n'est pas encore achevée, qui éclata entre les communes de Royat, d'Orcines et de Clermont à l'occasion de ce captage : L'eau sort sous un tunnel par un radier qui la conduit dans un tuyau en fonte de grand diamètre, lequel descend par la route de Clermont au col de Ceyssat et vient se jeter, par un canal spécial, dans le réservoir des Roches.

Au-dessus de la source de Marpon, se trouve captée une source beaucoup plus abondante dans le village même de la Font-de-l'Arbre. Cette source qui appartient à M. Kuhn a donné lieu à de longs procès qui ont retardé jusqu'ici la prise de possession par la ville de cette masse d'eau qui serait si nécessaire à l'alimentation. Qu'il nous soit permis de faire remarquer que ce captage fait sous une épaisseur relativement faible d'une lave très spongieuse et très fissurée, par conséquent perméable, et sous les habitations d'un village peu habitué aux règles de la propreté et de l'hygiène, est loin de présenter les garanties de pureté qu'on réclame, avec raison, pour les eaux alimentaires. Pourquoi ne pas poursuivre cette galerie de façon à dépasser le village qui est le dernier de la vallée, et aller capter la source au-dessus de ce village; on éviterait des inconvénients majeurs et l'on aurait en outre la certitude d'augmenter le rendement de la source, car on arriverait ainsi au point même où convergent toutes les eaux réunies par le bassin d'alimentation.

Le réservoir des Roches a été construit en 1875 sur les indications de Gautié, le regretté ingénieur en chef des ponts et chaussées. Il se compose d'une vaste chambre voûtée, recouverte de terre gazonnée et d'arbrisseaux, s'ouvrant au Nord par une porte grillée et des fenêtres. Le vestibule dallé conduit vers le réservoir en ciment, ouvert à l'air libre, où convergent les eaux de Royat, de Marpon et des Combes. Il est aisé de comprendre comment les eaux de Royat et de Marpon arrivent directement dans la cuvette, mais celles des Combes, dont l'adduction directe n'a pu être effectuée par suite d'obstacles matériels, sont refoulées par une disposition que nous décrirons plus tard. La cuvette a le fond incliné : Elle est divisée en deux compartiments séparés par une cloison verticale peu élevée. C'est dans le compartiment postérieur que s'ouvre le tuyau qui amène les eaux des sources, et la cloison forme diaphragme pour retenir les matériaux, pierres, graviers, etc., etc..., charriés depuis les chambres de captage. L'eau passe par dessus la cloison et arrive dans le compartiment antérieur. C'est de la paroi de ce compartiment que partent les deux tuyaux qui descendent vers Clermont. Des tampons de vidange permettent le nettoyage des compartiments; un trop-plein qui se déverse dans le fossé du petit chemin des Roches assure le niveau constant de l'eau. Ce trop-plein n'a servi que depuis l'adduction des sources de Marpon, et seulement pendant les périodes de pluies.

Le réservoir ne contient que 1,800 mètres cubes et ne peut servir à l'alimentation de la ville que pendant dix heures environ. Le débit des sources varie beaucoup suivant les saisons : il est beaucoup plus considérable en été, à cause de l'arrosage des prés, ce qui démontre la filtration rapide de l'eau à travers les laves poreuses.

Des deux conduites qui partent du réservoir, l'une descend directement par le chemin de la Poudrière et aboutit au bout de la rue Gonod, l'autre contourne la propriété de Montjoly et vient à Chamalières se placer sous la nouvelle avenue de Royat; elle aboutit place de Jaude. Nous avons dit que la source des Combes était amenée aussi par deux tuyaux dont l'un aboutissait à la place du Poids-de-Ville, tandis que l'autre se jetait, avenue de Royat, dans la conduite descendant du réservoir des Roches dans cette direction. Ainsi le réservoir des Roches et la source des Combes forment avec les conduites qu'ils envoient vers Clermont un M gigantesque dont ils occupent le double sommet, les jambes latérales de l'M se portent directement vers Clermont, tandis que les jambes moyennes convergent en un point unique. Cette disposition doit être bien comprise pour l'explication qui va suivre.

Normalement, si tous les robinets sont ouverts, la place du Poids-de-Ville reçoit directement de l'eau des Combes, la rue Gonod de l'eau du réservoir et la rue Blatin un mélange des deux sources, par suite de la convergence des tuyaux de conduite. Si l'on ferme le robinet placé au-dessus de la jonction de ces deux derniers tuyaux, à l'octroi de Chamalières, l'eau des Combes qui descendait vers Clermont remonte sans difficulté vers le réservoir qui reçoit ainsi, non-seulement les eaux de Marpon et de Royat, mais aussi une portion de l'eau des Combes, qui devient un supplément nécessaire, lorsque l'eau cesse d'être abondante par suite de sécheresse.

Nous avons dit que le réservoir des Roches ne contient que 1,800 mètres cubes. Or, en hiver, le débit des trois sources est largement suffisant pour assurer de jour et de nuit la réplétion de la cuvette, car il atteint 6,000 mètres cubes en 24 heures. Mais, en été, le débit des trois sources réunies n'atteint que 1,600 à 1,700 mètres cubes par 24 heures. Dans ces conditions, les 200 litres par habitant, largement fournis en hiver, se réduisent à une ration journalière de 35 litres et encore faut-il, pour arriver à ce chiffre, les eaux des trois sources, en faisant refluer l'eau des Combes dans le réservoir de Royat, ce qui supprime, pendant la nuit, l'eau dans la ville. La nécessité d'agir ainsi pour assurer l'eau nécessaire au lendemain, est, en tous points, déplorable. Sans parler de la privation d'eau pendant la nuit qui, dans une ville de plus de 50,000 âmes, expose les habitants et les habitations aux dangers d'incendie, sans possibilité de secours immédiats, il faut considérer ce mouvement de va-et-vient de l'eau comme capable de produire une action des plus fâcheuses. En effet, l'eau refoulée lave les tuyaux et soulève les dépôts fixés dans les conduites, aux points bas ; d'autre part, le vide qui est produit par la suppression de la charge dans la distribution de la ville peut amener des aspirations de boues par les joints mal scellés ou par les fissures des conduites. Il faut donc songer à donner au réservoir une nouvelle source complémentaire.

Nous croyons utile de faire suivre les chiffres bruts que nous venons d'indiquer par un relevé précis que M. DALECHAMPS, ingénieur de la ville, a bien voulu faire dresser pour notre travail :

Débits moyens des sources évalués en mètres cubes par vingt-quatre heures.

SOURCES	TRIMESTRES	1886	1887	1888	1889	1890	1891
Sources de Royat.	1er trimestre.	2500	1770	»	1926	1702	1200
	2e do	3440	3640	»	2850	2174	1320
	3e do	3960	3970	1810(A)	2116	2260(B)	»
	4e do	2620	2510	1500	1960	1555	»
	Maximum constaté	15 juin 4941	25 août 2110	2 août 4540	27 mai 3460	22 juillet 2590	»
	Minimum constaté	19 janvier 2400	9 mars 1510	23 octob. 1071	12 déc. 1080	16 déc. 1120	»
Source des Combes.	1er trimestre.	3580	3032	»	»	2390	1990
	2e do	2980	»	»	»	2400	2660
	3e do	1477	»	1340	»	1860	»
	4e do	1680	»	»	»	1460	»
	Maximum constaté	14 mars 4090	»	»	»	8 février 2901	»
	Minimum constaté	25 sept. 1110	»	»	»	1er nov. 1260	»
Source de Marpon.	1er trimestre.	»	»	»	2110	2100	3188
	2e do	»	»	»	4260	4216	»
	3e do	»	»	3210	3330	4440	»
	4e do	»	»	2190	2070	3456	»
	Maximum	»	»	»	»	»	»
	Minimum	»	»	»	»	»	»

(A) A partir de l'année 1888, la source de Royat n'a plus été jaugée au même point. Les déversoirs sont maintenant placés au réservoir des Roches, de telle sorte que quelques concessions, notamment celle des chemins de fer d'Orléans, ne sont pas comprises dans le débit relevé. De plus, pendant cette année, la source de Thuel a été jetée au ruisseau.

(B) C'est à partir du 3e trimestre 1890, que les trois gares : Royat, Rabanesse, Clermont et leurs annexes, sont alimentées par prise directe sur les conduites d'adduction. Les volumes débités échappent au jaugeage général.

La première analyse que nous possédions est due à
M. FINOT, sous-directeur de la station agronomique du
Centre, préparateur de chimie à la Faculté des sciences
de Clermont-Ferrand ; elle remonte à 1876 ; la voici :

« La température de l'eau de Clermont paraît être
constante. Si on la fait bouillir pendant très longtemps
dans un ballon de verre, elle laisse déposer des paillettes
irisées de silice.

» Bouillie avec les légumes et les viandes, elle les cuit
parfaitement ; elle ne grumelle pas le savon. Elle se conserve dans des vases ouverts ou fermés sans y acquérir ni
goût, ni odeur, mais il se forme à sa surface une pellicule
qui, examinée au microscope, présente des algues.

» On a pensé que les eaux de Clermont variaient de composition avec les différentes époques de l'année ; ce fait ne
ressort pas de mes déterminations ; je pense qu'il serait
bon de faire de nouvelles analyses sur des échantillons
puisés pendant d'autres mois de l'année.

» L'excès de silice trouvé dans l'eau du regard de Lussaud se dépose certainement pendant le trajet de Lussaud
à Clermont, puisque l'eau puisée le même jour au château-
d'eau n'en renfermait que 0,035 au lieu de 0 gr. 044. »

Caractères de ces eaux

Limpidité..........	parfaite.
Couleur............	incolore.
Odeur.............	nulle.
Saveur............	agréable.

Action des réactifs

Chlorure de baryum et acide azotique ?
Très léger louche à peine sensible.
Solution de brucine et acide sulfurique ?
Rien.

Azotate d'argent avec acide azotique ?
Transparence légèrement altérée.
Eau de baryte ?
Limpidité peu altérée.
Oxalate d'ammoniaque ?
Trouble léger.
Ammoniaque ?
Rien.
Teinture de campêche ?
Légèrement cramoisie.
Action de la chaleur ?
Rien.

Composition chimique.

Date de la prise d'échantillon	23 février 1875.	23 février 1875.	25 mai 1875.
	Regard de Lussaud	Château-d'eau	Château-d'eau
Température { de l'eau	11°1	11°1	11°0
{ de l'air	8.0	9.2	17.0
Gaz { Air.. { Oxygène	7.8— 32,4	8.0— 32.1	8.4— 31.5
{ Azote	16.3— 67.6	16.9— 67.9	18.4— 68.5
{ Acide carbonique	5.2— »	6.0— »	3.6— »
	29.3—100.0	30.9—100.0	30.4—100.0
Titre hydrotimétrique	4° 5	4° 2	4° 2
Résidu par litre	0g1480	0g1400	0g1340
Matières organiques évaluées par le permanganate de potasse	0.0055	0.0048	0.0048
Silice	0.0440	0.0350	0.0340
Chlore	0.0054	0.0054	0.0054
Acide phosphorique	0.00033	0.00033	0.00033
— sulfurique	0.0016	0.0016	0.0016
— carbonique combiné	0.0298	0.0298	0.0300
Potasse	0.0083	0.0072	0.0071
Soude	0.0128	0.0125	0.0126
Lithine	traces	traces	traces
Chaux	0.0148	0.0135	0.0126
Magnésie	0.0108	0.8105	0.0101
Oxyde de fer, alumine et oxyde de manganèse	0.0008	0.00085	0.0007
Plomb	traces	traces	traces

En 1887, après la grande épidémie de fièvre typhoïde, M. HUGUET, professeur de chimie à l'Ecole de médecine et de pharmacie de Clermont-Ferrand, sur la demande de M. le Vice-Président du Conseil départemental d'hygiène, dosa, à deux reprises, les substances organiques contenues dans les sources alimentaires de la ville (avant le captage des sources de Marpon), en suivant les procédés de M. le docteur POUCHET, exposés dans l'instruction relative aux conditions d'analyse des eaux destinées à l'alimentation publique. *(Comité consultatif d'hygiène publique de France, 10 août 1885.)*

M. HUGUET rend compte de son analyse en ces termes : « Les résultats obtenus sont indiqués dans le tableau suivant ; nous y avons joint ceux de M. le docteur G. POUCHET ; nous ferons remarquer que l'unité adoptée est le milligramme et que les chiffres sont rapportés à un litre d'eau ; ajoutons que nous avons répété nos essais avant de les considérer comme définitifs.

		OXYGÈNE pris au permanganate	ÉQUIVALENT de la matière organique en acide oxalique	Dates et Observations
Eau de Royat....	Solution acide...	2.00	15.76	Fin décembre 1886
	— alcaline.	1.50	11.82	(Dr Pouchet).
Eau des Combes..	— acide...	1.50	11.82	
	— alcaline.	1.75	13.79	
Eau des Combes..	Solution alcaline.	2.00	15.76	25 juin 1887
Eau de Lussaud..	— alcaline.	1.75	13.79	(Au moment de l'a-
Eau d'infiltration du regard épu-ratoire (1re bou-teille).	— alcaline.	9.90	78.01	nalyse, la canalisation de l'eau des Combes était en réparation).
Regard épuratoire de Royat (2e bou-teille).	Solution acide...	0.575	4.531	
	— alcaline.	0.537	4.235	
Eau de Lussaud..	— acide...	0.937	7.387	23 août 1887.
	— alcaline	0.687	5.417	
Eau des Combes..	— acide...	0.200	1.576	
	— alcaline.	0.062	0.492	

« De l'examen de ces chiffres, il nous semble résulter que si l'on met de côté l'eau d'infiltration du regard d'épuration (il a fallu plus de 16 à 24 heures pour recueillir 600 centimètres cubes de cette eau), on peut considérer comme vraies les assertions suivantes :

» 1° La proportion des substances organiques est sujette à des variations notables dans les eaux de nos sources.

» 2° Les proportions maxima observées n'ont jamais dépassé celles des bonnes eaux potables et ont souvent été celles des eaux très pures. (Voyez *l'Instruction du Comité consultatif d'hygiène publique de France.)*

» 3° En rapprochant le paragraphe 5 de la page 10 de l'Instruction précitée, de la phrase suivante du rapport de MM. les docteurs BROUARDEL et CHANTEMESSE : «... dans l'eau du regard de Lussaud nous avons vu un grand nombre de micro-organismes qui n'existent pas d'ordinaire dans l'eau potable, mais qui se montrent en abondance dans les matières fécales... », nous ne croyons pas que l'on puisse conclure d'une manière catégorique que l'eau de Royat était souillée par des matières fécales.

» Quant à la différence trouvée dans l'eau de Royat en opérant en liqueur acide ou en liqueur alcaline, M. le docteur G. POUCHET a bien voulu nous écrire : « Quant à la différence trouvée pour l'eau de Royat, elle est également fort peu sensible et ne permet pas de conclusion à elle seule ; l'analyse chimique seule ou l'analyse biologique seule n'ont qu'une valeur des plus restreintes pour apprécier le degré de pureté d'une eau, c'est par l'ensemble des résultats qu'il est possible de juger. » Or l'analyse chimique ordinaire montre que les eaux de Royat sont des eaux de bonne qualité ; les différences indiquées par la liqueur acide sont peu sensibles ; l'analyse bactériologique ne les incrimine pas d'une manière positive ; il nous semble bien difficile, dans ces conditions, d'affirmer la souillure de ces eaux.

» A la suite de ces analyses, M. le Vice-Président du Con-

seil départemental d'hygiène nous en a demandé deux
autres : celle du Gros-Bouillon et celle du bief du ruisseau qui passe dans le voisinage ; il était à craindre que
les eaux du bief ne contaminassent celles des sources.

» Nous avons obtenu les résultats suivants :

Sources du Gros-Bouillon. . .   2 mill. 955.
Eau du bief du ruisseau . . . .   27 mill. 087.

» Ces résultats nous démontrent que, s'il y a communication entre ces deux courants d'eau (cette communication a été démontrée par des expériences ne relevant pas
de la chimie), la proportion d'eau qui passe du ruisseau
dans la source est extrêmement faible ou bien encore n'y
arrive qu'après avoir subi une véritable filtration qui la
prive de la majeure partie de ses substances organiques. »

Les sources de Marpon, les dernières captées, ont été
également analysées par M. HUGUET et le résultat de son
analyse est ainsi formulé :

« L'eau des sources Marpon est incolore, froide, limpide,
d'une saveur agréable ; sa température centigrade est de
9° 2. Ces sources sont abondantes, car elles fournissent, en
moyenne, 2,937 mètres cubes par 24 heures, ce qui équi-
vaut à 2,040 litres par minute. »

1. — Résidu fixe à 100

Capsule de platine...................... 50 — 13,265
— et résidu de l'évaporation d'un litre...... 13,133

Différence = résidu 0,132

Pas de coloration par addition au résidu salin d'un
cristal de sulfate de fer et de 1 c. c. d'acide sulfurique ;
donc absence d'azotates.

II. — Produits volatils au rouge

Capsule vide.......................... 50 — 14,161
— et résidu de l'évaporation d'un litre...... 14,032

Capsule vide.......................... 50 — 14,161
— et résidu de la calcination............. 14,057

0,104

Résidu séché à 100°....................... 0 gr. 129
— après calcination..................... 0 gr. 104

Différence = perte au rouge .... 0 gr. 025

L'eau, même concentrée, ne donne qu'un léger louche avec le chlorure de baryum ; les analyses d'eaux d'origine analogue ont donné de 0 gr. 0016 à 0 gr. 0018 d'acide sulfurique par litre.

III. — Essais hydrotimétriques

1° Degré hydrotimétrique total................... 6°
2°   —   après ébullition.......... 3°
3°   —   après l'action de l'oxalate. 2°
4°   —   après l'ébullition d'oxalate. 1°
D'où
1° Pour les sels de magnésie.............. 0 gr. 009
4° —   — de chaux.................. 0 gr. 0456
1° — l'acide carbonique................ 5 cent. c.

IV. — Dosage du chlore

Un litre d'eau réduit par évaporation au volume de 50 c. c. a exigé pour précipiter tout le chlore 1 c. c. liqueur normale décime d'azotate d'argent correspondant à 0 gr. 005846 de chlorure de sodium par centimètre cube.
Chlorure par litre d'eau................ 0 gr. 003546
Chlorure de sodium correspondant........ 0 gr. 005846

V. — **Quantité d'oxygène empruntée au permanganate alcalin et bouillant**

1° 100 c. c. Eau.

    3 c. c. Solution de bicarbonate de soude.

    20 c. c. De la liqueur de permanganate à 0 gr. 50 de sel pur par litre d'eau.

Porté à l'ébullition pendant dix minutes, ajouté, après refroidissement, 3 c. c. d'acide sulfurique pur, puis 10 c. c. de la liqueur de sulfate ferreux acidulée.

Employé, pour produire la teinte rose persistante, 14 c. c. 8 de la liqueur de permanganate de potasse.

2° 200 c. c. de l'eau à analyser.

    3 c. c. de solution de bicarbonate.

    20 c. c. de liqueur de permanganate.

Ebullition pendant dix minutes.

Ajouté, après refroidissement, 3 c. c. d'acide sulfurique pur, puis 10 c. c. de liqueur de sulfate ferreux.

Employé, pour produire la teinte rose persistante, 15 c. c. 4 de la liqueur de permanganate.

$$2^e \text{ opération} \ldots\ldots\ldots\ldots\ldots\ldots 15 \text{ c. c. } 4$$
$$1^{re} \quad - \quad (\text{repèse}) \ldots\ldots\ldots\ldots 14 \text{ c. c. } 8$$
$$\overline{\qquad\qquad\qquad\qquad\qquad 0 \text{ c. c. } 6}$$

La matière organique contenue dans 100 c. c. d'eau a donc absorbé l'oxygène disponible dans 0 c. c. 6 de liqueur de permanganate, soit pour un litre d'eau 6 c. c. ce qui correspond á $0,125 \times 6 = 0$ mill. 750 d'oxygène.

Résumé

Résidu fixe à 100	0 gr.	132
Produits volatils au rouge	0 gr.	025
Acide carbonique libre	5 c. c.	
Sels de chaux	0 gr.	0456
Sels de magnésie	0 gr.	009
Chlore	0 gr.	0035
Oxygène pris au permanganate . .	0 gr.	00075

Pas d'azotates.

En réponse à ce rapport M. CHANTEMESSE écrivait :
« C'est presque de l'eau d'égout qui, à raison de 1/2 litre
en 16 heures, tombait dans la conduite d'eau de Clermont.
Après cette analyse faite par M. HUGUET, on reste un peu
surpris de lire dans son rapport la phrase suivante : « Il
» nous semble bien difficile dans ces conditions d'affirmer
» la souillure de ces eaux. »

« En l'espèce, répond M. NIVET, il était question, non de
souillure d'une manière générale, mais de souillure par
les matières fécales ; or, dans ce rapport, pas plus que dans
le précédent, M. CHANTEMESSE n'a pu faire la preuve de
ses assertions premières.

» Dans le cas présent, n'y a-t-il pas lieu de croire qu'une
infiltration continue qui ne donne qu'un demi-litre en 16
heures, est une eau filtrée, pouvant être très riche en matières organiques, mais étant très probablement stérile.
Au reste, M. CHANTEMESSE en a pris des échantillons, l'a
analysée bactériologiquement et n'y a assurément rien
trouvé puisqu'il n'en a pas parlé. » *(Rapport du docteur
Nivet, page 45.)*

Il est difficile après un si long espace de temps de choi-
sir entre ces deux opinions contradictoires. Il est permis
de penser, toutefois, que l'eau alimentaire de Clermont-
Ferrand a pu être souillée momentanément et que lorsqu'on a songé à l'analyser elle avait repris à peu près, ou
même complètement son caractère normal.

En 1890 cette eau a été envoyée au laboratoire de bactériologie du Val-de-Grâce et M. le professeur agrégé
VAILLARD l'a caractérisée de la façon suivante :

Cent cinquante germes d'aérobies au centimètre cube.

Les cultures montrent que ces derniers sont peu variés
comme espèces et répondent tous à des bactéries banales.

Eau assez bonne.

Pour terminer cette série d'analyses, il nous reste à
exposer le résultat des examens bactériologiques de l'eau
municipale de Clermont-Ferrand, d'après les recherches

que M. le médecin-major Bouchereau a bien voulu faire sur notre demande. Ces recherches ont été faites au laboratoire municipal de la ville, avec l'aide de M. Gros, directeur de cet établissement.

L'eau a été examinée à son entrée en ville, après la réunion des différentes sources.

Elle a en outre été étudiée à divers points de son parcours, dans les trois principales fontaines de la ville, ainsi que dans les réservoirs des 16e, 36e d'artillerie et du 105e d'infanterie.

Enfin l'eau de la Tiretaine a été l'objet d'une étude spéciale, d'abord à son origine, ensuite au-dessous de Royat, enfin après la traversée de Clermont-Ferrand jusque dans les canaux d'irrigation d'Herbet, là où se trouve le champ d'épuration.

L'eau des puits, assez nombreux dans la ville, a de même été contrôlée au point de vue bactériologique.

Nous allons donner le compte-rendu de ces différentes analyses. Nous réunissons d'abord dans le tableau ci-dessous les résultats des divers examens de l'eau municipale et nous compléterons ce chapitre par l'étude de l'eau de la Tiretaine et celle des puits de Clermont-Ferrand.

Examen bactériologique de l'eau municipale.

PROVENANCE des eaux	DATE du prélèvement	TENEUR en germes pour 1 centimètre cube	DÉTAILS BACTÉRIOLOGIQUES
Eau municipale	Juin 1891.	110 germes aérobies.	Grande variété de colonies ; peu d'espèces saprogènes Micrococcus prodigiosus, bacille fluorescent non liquéfiant, bac. mesentericus vulgatus, bac. tremulus, bacterium termo ; un microbe vulgaire formant sur gélatine des colonies à aspect nacré, à bords étoilés, ressemblant à celles du bac. d'Eberth.
Fontaine Lagarlaye	Avril 1890.	60 germes aérobies.	Espèces communes : bacterium lineola, levûre blanche, bacterium termo.
Fontaine de la Pyramide	Août 1891.	40 germes.	Bac. blanc, bac. vert fluorescent, Micrococcus prodigiosus, pas de microbes saprogènes.
Fontaine d'Amboise vieille canalisation	Janv. 1890.	280 germes.	Espèces isolées : bac. fluorescent liquéfiant ; bacterium termo ; micrococci liquéfiant rapidement la gélatine avec dégagement d'odeur urineuse ; Microorganismes ressemblant à ceux de la décomposition organique. Un microbe chromogène ; tétrade orange ; bacterium coli commune.
Réservoir du quartier du 16e d'artillerie.	Mai 1891.	450 germes.	Espèces peu variées ; mucédinées nombreuses ; pas de microbes chromogènes, bacillus subtilis et bacterium termo.
Réservoir du 36e d'artillerie	Juin 1890.	Nombre très élevé de germes.	Quatre variétés de micrococoques, ; l'une fait fermenter la gélatine avec odeur urineuse, bacterium termo, bac. fluorescent non liquéfiant, bac. mobile formant sur gélatine une membrane translucide résistante, différant des bac. typhiques par la culture sur gélose et pomme de terre.
Eau de la caserne du 105e d'infanterie	Décembre 1890.	90 germes.	Bactéries vulgaires.

En somme, l'eau potable de Clermont-Ferrand renferme environ 100,000 germes aérobies par litre, ce qui la classe avant l'eau de la Vanne qui, à poids égal, en contient 240,000.

Le nombre des germes, sans être d'une façon absolue la

preuve de la valeur hygiénique d'une eau, peut toutefois donner une idée générale de sa pureté.

A ce point de vue, les eaux de Clermont peuvent être considérées comme très pures.

Peut-être une réserve pourrait-elle être faite pour les réservoirs du 16e et du 36e d'artillerie et surtout pour la Fontaine d'Amboise, ce qui tient à des détails particuliers, d'installation et de conduites.

Ruisseau de la Tiretaine.

Ce cours d'eau est alimenté par des sources abondantes et nombreuses sortant sous les coulées de basalte qui se sont épanchées dans la vallée de Fontanas. La faune et la flore microscopiques de ces eaux, près de leurs sources, sont d'une richesse étonnante, égalant la luxuriante végé- tation qui fait l'admiration des touristes.

Les espèces de protozoaires que l'on y rencontre sont très nombreuses : depuis le *protamœba primitiva*, la forme la plus simple sous laquelle se présente le protoplasma des êtres vivants, jusqu'aux infusoires les plus élevés en orga- nisation. Les formes les plus belles appartenant à des es- pèces telles que le monobia du groupe des héliozoaires, le stentor parmi les infusoires proprement dit.

La flore comprend toutes les variétés des algues infé- rieures ; à côté des algues conjuguées spyrogyres, etc..., existent de nombreuses espèces de conferves et de dia- tomées.

Dans la vallée de Fontanas, l'eau a une teneur en germes de 1,050 microbes aérobies au centimètre cube. Ce sont le bacille blanc, les bacilles fluorescents ; de nombreuses le- vûres et mucédinées, quelques espèces saprogènes ; le bac- térium termo.

Au-dessous de Royat, la teneur en germes monte à 25,000 environ ; outre les saprophytes indifférents, l'eau

renferme en abondance les microbes de la putréfaction :
fluorescents putrides, bactérium termo, des vibrioniens,
le bactérium coli commune, les microcoques des matières
fécales.

A la sortie de Clermont-Ferrand, la Tiretaine présente
800,000 germes au centimètre cube. Les espéces peu va-
riées appartiennent en général au genre vibrion. Les plaques de gélatine, rapidement liquéfiées, répandent une
odeur infecte.

Enfin, dans les canaux d'irrigation d'Herbet, l'eau semble s'être purifiée par l'extrême lenteur de son cours, et sa
teneur en microbes n'est plus que de 6,000 au centimètre
cube.

Puits.

L'eau des puits particuliers a été l'objet de plusieurs
examens qui tous ont donné un résultat défavorable.

La teneur en microbes varie de 20,000 à 30,000 au centimètre cube. Les colonies isolées sont nombreuses ; les
colonies sur plaques n'ont pu être poussées au delà du troisième ou quatrième jour, par suite de la liquéfaction de la
gélatine répandant une odeur fétide intense.

Les bactéries saprogènes existaient en abondance.

ÉGOUTS

———

Le perfectionnement du réseau des égouts donne à l'heure présente le degré de salubrité d'une ville. D'instructives discussions se sont élevées sur la façon dont il convenait de débarrasser chaque maison des matières usées; on a proposé d'enlever ces détritus par catégorie de matières. Ces discussions sont restées stériles, et la théorie du » *Tout à l'égout* » paraît être celle qui rallie les plus nombreux suffrages.

M. le médecin inspecteur VALLIN, l'éminent hygiéniste, résume d'une façon frappante les avantages de ce système : « Entraînement immédiat, rapide, incessant, sans aucune stagnation, des évacuations fraîches au moment même de leur production ; par conséquent, absence de toute fermentation, de toute mauvaise odeur, de toute culture de germes morbides ; au lieu de la guerre à l'eau, excitation à la dépenser avec profusion ; suppression des frais et des ennuis de la vidange, ainsi que des dépotoirs, des fabriques de poudrette et de sels ammoniacaux au voisinage des villes, restitution à la terre de sa richesse par le retour au sol et aux plantes de l'azote, résidu des aliments empruntés au règne animal... » (*Revue d'Hygiène* du 20 novembre 1887.)

D'après le même auteur, Berlin, Dantzig, Bruxelles, Francfort, ont vu leurs mortalités s'abaisser notablement

par l'application de ce principe secondée par les mesures
générales d'assainissement.

Que faut-il, ajoute le savant académicien, pour appliquer
utilement le principe du « *Tout à l'égout* » ?

1° De l'eau en abondance;

2° Une interception absolue, automatique, entre la maison et l'égout, en même temps qu'une ventilation libérale
des égouts eux-mêmes;

3° Des égouts bien construits, d'une pente rapide, constamment lavés, où les stagnations soient évitées;

4° Enfin, à l'émonctoire, il faut un vaste champ d'épuration par le sol.

Nous allons voir maintenant si les égouts de Clermont-
Ferrand se rapprochent de ces conditions désirables. Pour
entreprendre cette étude, nous avons eu recours à l'extrême obligeance de M. l'ingénieur DALECHAMPS, auquel
nous devons la totalité des documents qui suivent. Nul,
du reste, n'était plus compétent et ne pouvait nous ren-
seigner avec autant d'autorité et d'exactitude.

a. Au point de vue du lavage :

Les égouts reçoivent d'abord l'eau provenant du lavage
des rues, c'est-à-dire la quantité débitée par 120 bouches,
soit par jour 1,060 mètres cubes.

En dehors de ce volume d'eau, ils reçoivent encore des
chasses fournies :

1° Par des branchements de chasse réguliers ;

2° Par des réservoirs de chasse automatiques ;

3° Par la vidange subite des bacs de fontaines (fontaines de la Pyramide, des Jacobins, ouvertes une fois par
semaine, et de toutes les autres fontaines à jet continu, lavées deux fois par semaine);

4° Par les vidanges des conduites de la canalisation
d'eau ;

5° Par l'ouverture spéciale des bouches d'arrosage ouvertes par les égoutiers, au fur et à mesure des besoins
du curage.

b. Quant à l'interception absolue, automatique, entre les égouts et les immeubles très peu nombreux qui y sont reliés par des branchements particuliers, elle est assurée par une fermeture siphoïde disposée au débouché du drain dans l'égout public.

Quand une maison demande, en vertu du décret du 26 mars 1852, à faire un branchement particulier d'égout, on prescrit bien d'établir une cheminée d'appel s'ouvrant au-dessus du comble et destinée à assurer la ventilation du branchement, mais, en fait, ce résultat est rarement obtenu.

Les égouts neufs, construits depuis 1880, sont, comme les égouts de Paris, ventilés par les cheminées des bouches d'avaloires.

Il n'existe point de cheminées spéciales.

c. En ce qui concerne leur construction, on trouve ici les types les plus différents : les anciens égouts, qui remontent aux époques les plus reculées, échappent à toute description. Pour les égouts récents, c'est-à-dire pour le réseau entrepris en 1880, les collecteurs principaux et secondaires sont de deux dimensions différentes. Le plus grand : 2 mètres sous clef, 0m90 aux naissances. C'est le type le plus commun à Clermont-Ferrand (7,500 mètres sur 8,056 mètres). Le deuxième type a 1m27 sous clef, 0m76 aux naissances. Ils sont l'un et l'autre de forme ovoïde, à radiers concaves. Les parois sont lisses, imperméables, munies de barbacanes dans certains quartiers pour drainer les terrains avoisinants (rue Blatin, rue Gonod, boulevard des Paulines).

Pour les branchements de rues, M. DALÉCHAMPS a proposé l'emploi de canaux circulaires, en grès pour les petits diamètres, en béton de ciment moulés dans la fouille pour les diamètres de 0m 500. M. DALÉCHAMPS pense, avec M. DURAND-CLAYE, que pour la canalisation des villes de deuxième et de troisième ordre, il convient d'employer la canalisation circulaire, étanche, de faible diamètre, munie, tous les 300 ou 400 mètres, de réservoirs de chasse automatiques et, tous les 70 mètres en moyenne, de regards de visite.

L'essai pratiqué rue Saint-Genès a donné d'excellents résultats.

Les égouts construits depuis 1889 possèdent un radier en ciment et l'on adopte peu à peu la même disposition pour ceux construits antérieurement, qui avaient le radier, comme les piédoits, en mortier de chaux éminemment hydraulique. Le radier se désagrégeait trop rapidement sous les bottes des égoutiers et sous le choc des instruments de nettoyage.

La pente est bonne, le lavage suffisant.

d. Le champ d'épuration existe en réalité. En effet, observons la branche S du ruisseau de Tiretaine, dite ruisseau des Tanneurs, alors qu'elle n'a reçu que les immondices de Royat, Chamalières, et un ou deux petits aqueducs insignifiants rue Blatin ; cette branche envoie, par une série de prises, ses eaux dans les rases d'irrigation des jardins maraîchers des Salles. Derrière la scierie MORAND-COHADE, le ruisseau reçoit, au boulevard de Gergovia, un débouché des égouts du réseau S et les égouts de l'Hôtel-Dieu.

L'eau est employée à l'irrigation des jardins maraîchers de Rabanesse, du Pond-de-Naud, de la Pradelle, etc... Au delà d'Herbet, où débouche actuellement le collecteur général, se trouvent de très nombreuses prises d'eau servant à l'irrigation des terres adjacentes jusqu'aux Martres-d'Artières. De même pour la branche N : Les prises d'irrigations sont nombreuses aux Bughes, à Bien-Assis, à Belle-Ombre, à Chanteranne, la Cataroux et toutes les terres du commencement de la plaine au-dessous de Montferrand. Mais y a-t-il bien épuration ? L'épandage est largement pratiqué, malheureusement les usagers ne se préoccupent guère de la première opération.

En somme, le réseau des égouts de Clermont-Ferrand

est encore bien incomplet. Certains versants de la ville en sont complètement dépourvus.

Une partie du centre de la ville, du quartier le plus habité, ne possède encore que d'anciens égouts recevant les eaux ménagères et les matières fécales des maisons.

C'est là une application lamentable du « *Tout à l'égout* », car les canaux qui reçoivent ces matières, existant depuis plus de cent ans, sont dans un état déplorable. Aucune réparation ne leur a été faite depuis 1773. Il y a quelques années, ils ont pu être visités dans une certaine partie et on constata que, sur des longueurs de 15 à 20 mètres, les revêtements en maçonnerie des piédroits et de la voûte avaient complètement disparu. La galerie ne subsistait que grâce à la consistance du terrain.

La pente en certains endroits est peu considérable; des amas de détritus de 0^m 80 à 1 mètre d'épaisseur s'étaient formés. En cas d'orage, les eaux, arrêtées par ces dépôts, grossissent, s'élèvent et finissent par arracher la maçonnerie et se creuser de nouveaux lits, au grand détriment de la solidité des constructions situées au-dessus et de la salubrité publique, car, ainsi qu'il a été dit plus haut, ils servent de fosses d'aisance à la plupart des maisons.

Plus tard, après la réfection de ces égouts, quand leur étanchéité sera assurée, leur pente suffisante, leur lavage abondant, quand le nettoyage en sera possible et quand, enfin, on aura trouvé des terrains où installer un champ d'épuration convenable, le même système du « *Tout à l'é- gout* » pourra être repris dans les meilleures conditions.

En résumé et pour donner une idée d'ensemble de ce que doit être le réseau d'égout de Clermont-Ferrand, nous citerons les conclusions du mémoire de M. l'ingénieur DA- LECHAMPS :

« On peut supposer un égout de ceinture construit sous le sol de la route nationale n° 9, de Paris à Perpignan : rues des Jacobins, Montlosier, Saint-Louis, de l'Écu, Gonod, boulevard Gergovia, puis avenue des Paulines, du Château-Rouge et de Lyon.

» Mais cet égout ne comprendrait pas une grande partie des régions Nord et Nord-Ouest. De ce côté, il ne serait donc que collecteur de petite ceinture. La grande ceinture partirait de la place de l'Abattoir, suivrait la chaussée de Claudius, la place des Carmes-Déchaux, la rue du Nord, la rue du Chauffour, la rue Saint-Georges, la rue du Pont-Naturel, la place et la rue de Fontgiève, la rue Haute-Saint-André, la rue du Bois-de-Cros, les avenues de l'Observatoire et de la Poudrière. A l'extrémité de cette dernière voie, le collecteur de grande ceinture se souderait à l'aqueduc renfermant la Tiretaine, qui doit être construit sous le boulevard des Salins.

» Voilà donc pour les égouts de ceinture.

» Des collecteurs secondaires, partant du Centre et se dirigeant vers la circonférence, fourniraient un système radial et partageraient la ville en secteurs.

» Quels seront les émissaires de ce réseau?

» Il me semble logique d'imiter la disposition hydrographique naturelle de Clermont-Ferrand et de mettre deux branches correspondant respectivement au bras Sud et au bras Nord de la Tiretaine. -

» Le premier, établi sous la route nationale n° 89, de Lyon à Bordeaux, irait se jeter dans la Tiretaine, à Herbet; le second, construit dans l'avenue de la République et desservant Montferrand, se jetterait dans la Tiretaine, en aval de cette dernière ville.

» Si on parvenait à supprimer complètement tout écoulement intermédiaire dans les ruisseaux entourant Clermont-Ferrand, on assainirait du même coup la Tiretaine dans la traversée des deux villes. »

Voilà le plan des égouts de Clermont-Ferrand, tel que le conçoit M. DALECHAMPS. Une partie de ce plan est exécutée. Une autre partie a été décidée par la municipalité et se trouve en cours d'exécution. Que restera-t-il à faire?

La petite ceinture sera complète, mais elle n'aura que le débouché d'Herbet; provisoirement, il peut suffire à condition de déverser, en cas d'orage, l'excédent des eaux par l'égout de la rue Sidoine-Apollinaire et de la rue de la Sellette, au Nord; au Sud, par le déversoir situé au-dessous de la scierie MORAND-COHADE.

Mais la solution ne peut être considérée que comme essentiellement provisoire. Il faudra construire l'égout de l'avenue de la République.

Il sera nécessaire d'adopter pour cet égout une section supérieure à celles actuellement en service; car il faudrait que, le cas échéant, il puisse, au moyen d'un branchement passant dans la rue Niel, débarrasser un peu le collecteur du Sud.

Enfin, il y aura à construire tout le collecteur de la grande ceinture Nord, jusqu'à l'extrémité de l'avenue de la Poudrière, où il rencontrera l'aqueduc du boulevard des Salins, dont le projet est présenté en ce moment.

Les branchements venant assainir le centre de la ville devront être construits concurremment avec les collecteurs. Il serait trop long d'énumérer ceux dont l'exécution est instamment réclamée, avenue Charras, rue Neyron, rue Saint-Adjutor, etc.

C'est seulement lorsque ces branchements seront achevés qu'on pourra faire disparaître toutes les citernes infectes de l'impasse du Jeu-de-Paume, de l'impasse Villeneuve, de la rue Saint-Adjutor, de l'impasse de Fontgiève, de la place Saint-Pierre.

Le réseau d'égout ainsi compris pourra non-seulement drainer le sous-sol de Clermont-Ferrand et de Montferrand, assainir les cours d'eau qui entourent ces villes, mais encore il pourra, le cas échéant, si l'application du « Tout à l'égout » ou du système diviseur était reconnue possible, recevoir toutes les eaux et les matières excrémentitielles pour les déverser en aval des deux villes.

On a prétendu que les ruisseaux ne pourront recevoir la

quantité d'eau qu'y projettera le réseau d'égout. Cela serait vrai si ces cours d'eau n'étaient pas mieux curés, mieux entretenus qu'ils ne le sont actuellement.

DURAND-CLAYE, dans un de ses mémoires, indique que les mêmes difficultés se sont produites à Berlin en 1881-1882 pour les ruisseaux de la Panke et de la Wuhle. Ces cours d'eau avaient leur lit encombré de vases et d'herbes.

L'Administration supérieure est intervenue, les riverains appréciant la richesse des engrais qui étaient mis à leur disposition en ont usé largement, en créant de nouvelles irrigations et les ruisseaux régularisés et soigneusement curés sont devenus plus que suffisants pour donner passage au contingent que leur apportaient les égouts. L'exemple est probant; le résultat auquel on est parvenu en Allemagne peut aussi bien être obtenu en France, il suffit de le vouloir.

VOIES PUBLIQUES
HABITATIONS PARTICULIÈRES
HABITATIONS COLLECTIVES
ÉTABLISSEMENTS D'UTILITÉ PUBLIQUE

I. — Voies publiques.

D'après Richard, médecin principal de l'armée, agrégé libre du Val-de-Grâce, la rue la mieux établie, au point de vue de l'hygiène, sera celle dont le sol sera le plus imperméable, de façon à empêcher les eaux de surface de s'infiltrer dans la profondeur ; celle dont la pente, la disposition, permettra l'écoulement rapide des eaux ; celle qui fera le moins de boue et de poussière. Après une judicieuse comparaison des revêtements généralement employés, il donne la préférence à l'asphalte, puis aux pavages en pierre ou en bois, à condition que les joints soient imperméables. Poser ces conclusions, c'est indiquer combien le pavé de notre ville s'écarte de ces conditions désirables.

Sans songer à le rapprocher de cette perfection, peut-être pourrait-on demander que quelques-unes des rues de

Clermont-Ferrand fussent réparées, afin d'éviter l'infection croissante du sous-sol et la contamination persistante de la nappe d'eau souterraine.

Quel que soit le revêtement des rues d'une ville, il importe que le nettoyage en soit fait régulièrement et après arrosage, pour empêcher les poussières plus ou moins pathogènes de s'élever dans l'atmosphère, de pénétrer dans les appartements et même dans les organismes par la respiration. Il est bon de profiter de la nuit pour opérer ce nettoyage ; à Bruxelles, il est pratiqué de 9 heures du soir à 7 heures du matin ; à Berlin, de 11 heures du soir à 6 heures du matin. A Londres, en dehors de ces nettoyages en grand, des balayeurs enlèvent les souillures au fur et à mesure qu'elles sont produites et les introduisent dans des bornes creuses en fonte, placées au bord des trottoirs.

A Clermont-Ferrand les choses se font plus simplement : Les ordures, les cendres et les résidus de cuisine sont réunis dans des boîtes à ordures déposées le matin le long des trottoirs et enlevées par des voitures *ad hoc* dans la matinée. Les gadoues sont emportées par ces véhicules et déposées à Herbet, village situé à 1,500 mètres de la gare et entassées dans un terrain spécial, où elles sont livrées par l'entrepreneur aux horticulteurs, aux maraîchers et servent également à engraisser des porcs. Comme le même entrepreneur enlève également les vidanges, il peut en résulter que la nourriture de ces porcs ne soit pas exempte de mélanges fâcheux.

Le lavage des rues se fait assez bien en temps normal ; il a lieu matin et soir ; dans chaque quartier les bouches sont ouvertes durant une demi-heure et les habitants en profitent pour faire la toilette de la rue au voisinage de leurs maisons.

II. — HABITATIONS PARTICULIÈRES.

A l'Exposition universelle de 1889, chacun de nous a pu visiter deux maisons, l'une salubre et l'autre insalubre. Voici comment les décrit M. BECHMANN, ingénieur en chef des ponts et chaussées. : La maison insalubre était ainsi faite : Au rez-de-chaussée, des éviers s'évacuant directement dans la rue ; un cabinet à la turque sans eau, un urinoir mal entretenu, mal lavé, une courette étroite sur laquelle s'ouvre une fosse fixe et où sont disposés des tuyaux de descente mal joints ; des revêtements du sol non imperméables ; aux deux étages des cabinets d'aisance, l'un à l'anglaise, un autre à bascule, sans lavage suffisant ; un évier avec la bonde siphoïde sans plongée efficace, des siphons de forme défectueuse, des planchers, des tentures, des modes de chauffage et d'éclairage à l'avenant.

De l'autre côté de la passerelle jetée à hauteur du 2e étage, se trouve l'habitation hygiénique : Là les water-closets et l'urinoir sont admirablement disposés, largement alimentés d'eau, avec appareils de chasse, tuyaux d'évacuation siphonnés et ventilés, des vidoirs avec siphons à grande plongée et portée d'eau, une installation de bains avec trop-plein, vidanges et terrasses siphonnées, avec parois et revêtements imperméables (faïence, ardoise laquée, verre, etc...), des appareils d'évacuation de l'air vicié, des tentures sans danger, des planchers à l'abri de l'humidité, un évier, un lavabo bien pourvu d'eau et où l'évacuation est assurée par une canalisation parfaite ; une courette aérée, lavée par une borne-fontaine, renfermant des tuyaux de chute admirablement exécutés par les élèves de l'école créée par la chambre syndicale des ouvriers plombiers, un regard pour la surveillance de la canalisation, puis un branchement d'égout nouveau type, prolongeant la caye, et isolé de l'égout, qui livre passage aux conduites d'alimentation et d'évacuation ; ces dernières munies de siphons et de regards soigneusement posés et ventilés.

Dans cette ville, les habitations ressemblent en majorité à la maison insalubre dont il vient d'être question et même nombre d'entre elles lui seraient comparées avec désavantage.

Pour n'envisager qu'une de leurs imperfections, nous citerons des chiffres désolants : Sur 4,887 habitations, 1,645 seulement sont munies de fosses réputées étanches et 248 de tinettes mobiles. Un grand nombre n'ont comme latrines que des fosses perdues, d'anciens égouts, ou même en sont totalement dépourvues.

A cet état de choses si fâcheux, on ne peut opposer que des vœux :

Celui de voir les maisons nouvelles construites dans des conditions plus satisfaisantes.

La ville de Clermont tend à déplacer son centre et à le rapprocher de l'immense place de *Jaude*. Dans un avenir prochain, des maisons nombreuses s'édifieront sans doute dans ces nouveaux quartiers et il est permis d'espérer que les architectes et les entrepreneurs, s'inspirant des nécessités de l'hygiène moderne, les pourvoiront de fosses étanches, de tinettes mobiles, ou mieux encore les mettront en relation directe avec l'égout, quand celui-ci aboutira dans un terrain d'épuration bien aménagé.

III. — HABITATIONS COLLECTIVES.

Nous avons ici, comme dans la plupart des grandes villes, un certain nombre d'établissements où habitent des collectivités. Nous ne pouvons les passer en revue complétement, ce qui, du reste, semble inutile, les mêmes défectuosités se retrouvant presque partout.

Nous ne parlerons que des principales :

A. Hôtel-Dieu.

Dès l'année 1242, il existait à Clermont-Ferrand un Hôtel-Dieu qui paraît avoir été construit d'abord dans la paroisse Saint-Pierre. Jusqu'en 1305 il s'est appelé *Hôpital des pauvres de Clermont*. En 1372 il prend le nom d'*Hôpital Notre-Dame ;* en 1444, celui de *Saint-Barthélemy ;* en 1456, *Hôpital de Notre-Dame-de-Grâce*.

De cet hôpital dépendaient un hôpital et une chapelle situés entre Lachamp et Allagnat, ainsi que l'hôpital de Rochefort.

En 1451, JACQUES DE COMBORN, évêque de Clermont, supprima les donats de l'hôpital Notre-Dame-de-Grâce, qui dilapidaient les revenus de l'établissement et ne donnaient point le nécessaire aux pauvres. Il réunit l'hôpital et la chapelle de Saint-Barthélemy, avec leurs droits et dépendances, au Chapitre de l'église de Clermont. Le pape NICOLAS V approuva cette réunion.

GUILLAUME DUPRAT, autre évêque de Clermont, lègue en 1560 sa fortune aux pauvres de l'Hôtel-Dieu ; il leur laissait 150,000 livres.

Une innombrable liste de legs suivit cette importante donation. Un magnifique portail s'ouvrait sur la rue des Gras avec les armes de GUILLAUME DUPRAT et une inscription en son honneur.

Depuis sa fondation, l'Hôtel-Dieu se trouvait dans le mur d'enceinte de Clermont ; entouré de maisons particulières, il ne pouvait plus s'étendre. Il s'encombrait tous les jours, devenait insuffisant pour contenir les malades qui y affluaient de toutes parts. Il y avait lieu de craindre que les exhalaisons qui se répandaient de cette maison, située dans la partie de la ville la plus basse et la plus malsaine, devinssent dangereuses pour les habitants et ne fussent cause de quelque épidémie.

6

On s'occupa donc de chercher un autre emplacement et le roi Louis XV, par lettres patentes données à Fontainebleau en novembre 1764, enregistrées au Parlement le 1er avril 1765, autorisa l'acquisition de plusieurs bâtiments au sud de la ville, pour y installer le nouvel Hôtel-Dieu.

La première pierre en fut posée le 8 avril 1767 et les malades y entrèrent en 1773. Pour augmenter ses revenus, on lui adjugea les biens de l'abbaye de Manglieu dont l'extinction fut décidée.

A la place de l'ancien Hôtel-Dieu furent élevées des maisons particulières ; des rues furent tracées : la rue de l'Ecu, la rue Saint-Barthélemy, la rue Saint-Louis, la rue de l'Ancien-Hôpital.

Le nouvel Hôpital occupe la région méridionale du monticule de pépérite, environné de calcaires marneux, sur lequel est bâtie la ville de Clermont. La partie culminante de ce monticule répond au seuil de la Cathédrale ; elle est à 412 mètres au-dessus du niveau de la mer. La partie du terre-plein, sur laquelle a été construit l'Hôtel-Dieu, est située dans la région méridionale, il est un peu moins élevé que cette église, mais il domine cependant les routes, les promenades et les jardins qui l'entourent du côté de l'Ouest, du Sud et de l'Est.

La seule cause d'insalubrité à relever dans son voisinage est constituée par un ruisseau qui coule au Sud de l'hôpital et reçoit l'égout stercoral de l'Hôtel-Dieu, les immondices et les eaux ménagères de plusieurs habitations, des eaux de blanchisseries et celles de l'égout Sud-Ouest de la ville. Il répand en été des émanations fétides.

Le sol de l'enclos et des jardins de l'Hôtel-Dieu est peu perméable et n'est nullement dans des conditions favorables à la filtration des eaux d'irrigation.

La ventilation de cet hôpital est complètement assurée du côté de l'Est, du Sud et de l'Ouest; elle l'est moins parfaitement du côté du Nord, elle l'est suffisamment du côté du Nord-Est.

Les bâtiments de l'Hôtel-Dieu échappent à toute description ; les salles habitées par les malades, de même
que le dortoir des filles de service, sont, en général, de
dimensions considérables et suffisamment aérés. Les services généraux, tels que la cuisine, la lingerie, etc... sont
assez bien installés. L'un d'eux, la buanderie, est agencée
avec tous les perfectionnements de l'industrie moderne ;
machine à vapeur, mettant en action des essoreuses, des
lessiveuses, des ascenseurs ; une étuve à désinfection,
etc...

En somme, sauf la réfection des locaux qu'il est impossible d'effectuer, l'Administration s'efforce d'apporter toutes les améliorations possibles à l'ensemble du service.

Nous allons étudier l'installation des égouts et des latrines de l'Hôtel-Dieu, et nous verrons les modifications
essentielles que ce service réclame et dont l'exécution est
commencée.

Nous reproduisons textuellement le remarquable travail
de M. le professeur Nivet, vice-président du Conseil départemental d'hygiène, membre correspondant de l'Académie de médecine, sur ce sujet.

« *Egouts de l'Hôtel-Dieu.* — Les cabinets, les fosses
d'aisance et les égouts stercoraux de cet établissement
méritent de fixer notre attention d'une manière toute
spéciale.

» Les égouts de l'Hôtel-Dieu sont au nombre de trois :

» 1° Le premier, l'égout occidental, naît dans l'Ecole de
médecine et de pharmacie probablement d'une fosse d'aisance.

» Il reçoit dans son trajet les eaux des laboratoires de
chimie et celles du cabinet du prosecteur d'anatomie,
dans lesquelles on jette souvent des substances antiseptiques et désinfectantes. Plus loin, ce sont les eaux des
toits et les eaux alcalines et savonneuses abondantes de
la blanchisserie et des lavoirs qu'il recueille, avant son

arrivée dans un regard, où viennent se déverser les urines et les matières fécales de l'égout central.

» 2° *Egout central.* — Il a son origine dans les cabinets d'aisance qui existent à l'extrémité de l'aile orientale du grand bâtiment de l'Hôtel-Dieu, à l'angle de réunion de la rue Meyrand-des-Pradeaux et du boulevard de la Pyramide. Dans son parcours il reçoit les matières des cabinets du bâtiment d'administration et du couvent des religieuses. Plus loin, il reçoit les matières fécales et les urines des salles Lagarlaye, Ribeyre, Duprat, Saint-Louis, Saint-Vincent et Saint-Augustin ; il s'engage bientôt sous le pavé de la salle Saint-Augustin, puis sous le promenoir du Sud pour se rendre dans le regard de l'égout occidental que nous avons cité plus haut.

» L'Administration a fait établir, sur le trajet des tuyaux de descente qui partent des cabinets annexés aux salles Lagarlaye et Ribeyre, habitées par les soldats malades ou blessés, des siphons qui interrompent toute communication entre l'égout récepteur et les cabinets d'aisance.

» Nous attribuons à cette circonstance les résultats cliniques avantageux qui ressortent des statistiques recueillies par les médecins militaires. Il paraît, d'après les renseignements qui nous ont été donnés par M. le docteur PAPILLON, ancien directeur du service de santé du 13e corps, que les blessés et les opérés traités dans les salles militaires de Clermont guérissent en grand nombre, et que l'Hôtel-Dieu est placé dans un très bon rang, sous ce rapport, parmi les hôpitaux militaires.

» Dans beaucoup de salles civiles, une dalle épaisse, dans laquelle on a creusé des trous, remplace les sièges ; plusieurs de ces ouvertures sont munies de cuvettes à bascule qui ne remplacent nullement les siphons, car elles n'arrêtent les gaz au passage que d'une manière intermittente.

» 3° *Egout oriental.* — Il est superficiel et commence dans le bâtiment où sont traitées les femmes vénériennes; il reçoit à cet endroit le trop-plein d'une fosse d'aisance qui a son tampon de vidange dans la rue Saint-Guillaume. Au moment où il contourne la dernière des anciennes loges des folles, l'égout oriental présente un regard fermé avec des planches; il marche ensuite vers l'Ouest. Arrivé aux tuyaux de chute des cabinets des salles Saint-Bar-thélemy et Saint-Jean, qui viennent s'ouvrir dans sa cavité, il forme un angle droit pour se diriger vers le Sud, en longeant l'allée du jardin la plus voisine ; il atteint bientôt un caveau dans lequel il pénètre.

» En entrant dans le jardin, son passage est indiqué par un regard fermé, comme le précédent, par des planches.

» Le caveau dont nous venons de parler est à environ 50 mètres de l'angle Sud-Sud-Est du bâtiment des hommes. Il présente, du côté du Midi, une ouverture basse et étroite, dans laquelle un homme peut pénétrer en se courbant beaucoup; cette ouverture est incomplètement fermée par une porte de bois de mauvais état.

» Ce caveau renferme une grande fosse dans laquelle s'accumule une quantité considérable d'urines et de matières fécales.

» Les matières, en partie liquides, qui circulent dans la cavité de l'égout oriental arrivent dans l'angle Nord-Est du caveau par une rigole à pente rapide qui les conduit dans la fosse.

» Les vidanges, en partie solides, en partie liquides, que contient cette fosse, viennent surtout des cabinets d'aisance et aussi des éviers des cuisines, des vidoirs des offices et des tuyaux des toits.

» Les premières s'arrêtent dans la fosse; les secondes s'échappent par une ouverture placée du côté du Midi, qui les conduit dans la terminaison de l'égout oriental.

» Ce dernier se porte vers le Sud-Ouest pour rejoindre l'égout occidental, avec lequel il se confond avant de passer sous le boulevard Gergovia et de traverser deux fois l'égout collecteur de ce boulevard pour gagner les jardins de Rabanesse, au bout desquels il se jette dans le ruisseau qui passe à cet endroit.

» *Fosses d'aisance.* — Les cavités stercorales de l'Hôtel-Dieu sont de deux sortes : les unes communiquent avec l'un des égouts; les autres sont isolées.

» Parmi les premières, nous rangeons celle qui est enfermée dans le caveau du jardin; nous nous en sommes déjà occupé. La seconde est dans la rue Saint-Guillaume; elle s'ouvre dans l'égout oriental. La troisième est placée au-dessous des cabinets d'aisance du service actuel des accouchements; elle déverse ses liquides dans l'égout qui passe devant les croisées du même service. Une quatrième existe dans la maison de santé; elle est tributaire de l'égout oriental. Une cinquième fait partie de l'Ecole de médecine et de pharmacie; les liquides qu'elle fournit se rendent dans l'égout occidental.

» Enfin, les fosses de la deuxième espèce sont isolées; elles sont près de l'amphithéâtre de dissection.

» En ce qui concerne les fosses d'aisance ordinaires, nous demandons qu'elles soient rendues étanches, qu'elles soient aérées à l'aide de tuyaux d'évent montant au-dessus des toits, et qu'un siphon soit placé sur le trajet de chacun des tuyaux de descente, afin que les gaz et vapeurs qui se forment dans ces cavités stercorales ne puissent point remonter dans les cabinets. Malheureusement le siphon, pour rester libre, exige l'emploi de beaucoup d'eau; aussi lui préfère-t-on la cuvette à l'anglaise, qui est insuffisante parce qu'elle joue le rôle de soupape liquide à effet intermittent, tandis que le siphon représente une soupape à effet permanent.

» Quant aux fosses et aux autres cavités stercorales et urinaires qui communiquent avec les égouts, elles doivent toutes être assainies, comblées ou changées de destination, ainsi que le prescrit M. DE FREYCINET (*loc. cit.*).

» Passons maintenant à l'étude de l'épandage des vidanges dans les jardins de l'Hôtel-Dieu.

» Les eaux fécalisées des égouts ont été, dans ces derniers temps, l'objet d'études importantes qui ont conduit les horticulteurs et les agriculteurs qui se servent de ces liquides, à prendre des précautions minutieuses, afin d'éviter que leurs cultures soient mouillées par elles. L'Hôtel-Dieu, au lieu d'agir avec la même prudence, afin d'empêcher les agents infectieux trop souvent contenus dans les matières excrémentitielles des fosses et des égouts de contaminer les plantes maraîchères, autorise les jardiniers chargés de la culture des légumes à prendre, pour féconder les terrains confiés à leurs soins, les vidanges contenues dans le grand réservoir du caveau dont il a été déjà question.

» Cet engrais n'est point délayé dans une grande quantité d'eau et répandu à l'état liquide ; loin de là, on l'épaissit avec une certaine quantité de terre et on le jette sur le sol du jardin, avec lequel on le mélange à l'aide de la bêche et de la pioche (1887 et époques antérieures).

» Lorsque la terre ainsi fumée se dessèche sous l'influence des chaleurs de l'été, elle fournit des poussières qui sont entraînées par les vents du Sud et Sud-Ouest sur les feuilles des légumes et jusque dans les salles de l'hôpital.

» Cette méthode est évidemment dangereuse, et nous croyons qu'elle doit être complètement abandonnée.

» Cet état de choses a été stigmatisé fort éloquemment par M. le professeur GASQUET, maire de Clermont, dans un rapport écrit par lui, en janvier 1889.

» Nous n'avons jamais remarqué que des épidémies de fièvres aient pris naissance à l'Hôtel-Dieu ; mais quand

des typhiques nombreux occupaient les salles de médecine, quelques élèves, un très petit nombre de jeunes infirmiers et infirmières ont payé leur tribut à la maladie
régnante; d'autres fois, c'étaient les visiteurs qui empor-
taient les germes d'une fièvre muqueuse ou d'une fièvre
typhoïde qui éclatait quelques jours après leur retour dans
leur maison.

» En 1849, le choléra-morbus sévit avec une grande intensité dans la ville d'Arlanc et les villages de Gerzat
et de Saint-Beauzire; Clermont et Chamalières payèrent
un faible tribut à l'épidémie, mais les cholériques venus
des communes voisines encombraient l'Hôtel-Dieu, et des
élèves, des domestiques et des convalescents furent affectés de cholérines plus ou moins graves.

» L'une des sœurs religieuses, la plus dévouée, celle
qui était affectée au service de la salle Saint-Vincent,
fut atteinte du choléra-morbus et succomba.

» Les varioleux de l'Hôtel-Dieu venus de la ville ou des
casernes sont parfois l'origine de petites épidémies qui,
loin de s'éteindre, se propagent parmi les malades des
salles civiles et gagnent très souvent les salles des enfants,
quelquefois la salle des accouchements, ainsi que cela est
arrivé en 1878 et en 1879.

» Nous avons vu plusieurs fois des domestiques de Clermont être atteintes de cette fièvre éruptive, après avoir
séjourné dans la salle des varioleuses, où elles étaient
venues rendre visite à l'une de leurs camarades.

» Mais, si les causes d'insalubrité dont nous avons parlé
précédemment n'ont pas occasionné des épidémies typhoïdes, cholériques et varioleuses, elles ont eu d'autres
inconvénients.

» Dans les temps qui ne sont pas loin de nous, où les
chirurgiens ne protégeaient pas encore leurs opérés et
les femmes en couches, à l'aide des lotions et des vapeurs antiseptiques, contre les agents infectieux répandus
dans l'atmosphère, nous avons entendu, à plusieurs re-

prises, MM. les docteurs FLEURY et LEDRU nous dire qu'à certaines époques, ils ne pouvaient pas donner un coup de bistouri, dans les salles de l'Hôtel-Dieu, sans qu'il survînt un érysipèle grave et quelquefois même une phlébite purulente. Nous avons également observé cette dernière complication, dans les mêmes circonstances, parmi les accouchées de cet hôpital. »

Enfin, en terminant cette intéressante description, énumérons les conditions que M. le docteur NIVET imposait aux hospices, en échange d'une donation destinée à concourir au paiement des frais d'assainissement de l'Ecole de médecine et de l'Hôtel-Dieu.

De leur côté, les Hospices devront remplir les conditions suivantes :

« 1° Ils prendront les décisions nécessaires pour faire cesser l'emploi des matières fécales et des urines comme engrais dans les jardins et l'enclos de l'Hôtel-Dieu, dans le présent et dans l'avenir;

» 2° Ils feront placer des siphons ventilés, avec tampons de nettoyage sur le trajet de tous les tuyaux qui, des cabinets d'aisance, des éviers, des offices et de tous les autres locaux faisant partie de l'Hôtel-Dieu et de l'École de médecine et de pharmacie, se rendent dans les égouts et les fosses contenant les vidanges.

» Ces siphons ont pour but et auront pour résultat d'empêcher les gaz et les vapeurs qui s'accumulent dans ces fosses et égouts de remonter dans les endroits d'où viennent les matières qu'ils renferment;

» 3° Des tuyaux d'évent étanches seront placés dans toutes les cavités, où ils seront nécessaires, pour débarrasser lesdites cavités des gaz et vapeurs dangereuses qui s'y forment et qui gênent parfois la circulation des liquides que ces cavités renferment; ces tuyaux d'éven-devront monter au-dessus des toits;

» 4° Des réservoirs de chasse seront établis au-dessus des sièges et des vidoirs des cabinets d'aisance, offices, etc., contenant des matières solides et liquides se rendant dans les égouts.

» Ils devront, après chaque évacuation, envoyer dans chaque cuvette et vidoir une dizaine de litres d'eau;

» 5° Des tinettes Prangey seront établies sur le trajet des égouts avant leur arrivée dans l'égout collecteur de Gergovia.

» Les matières fermes et les corps étrangers que ces appareils retiendront seront transportés, quand la cavité filtrante sera pleine, dans le dépôt des boues et fumiers de la ville;

» 6° Les tuyaux de descente seront réparés ou remplacés s'il y a nécessité;

» 7° Les cabinets d'aisance seront réparés et assainis;

» 8° Les tampons en bois qui existent le long du trajet des égouts seront remplacés par des plaques métalliques avec joints hermétiques;

» 9° Comme il est indispensable que les matières fécales et les urines ne séjournent nulle part, pendant le trajet, depuis leur départ jusqu'aux tinettes Prangey et au-delà, les fosses, dépressions et cavités qui communiquent avec les égouts seront comblées ou nivelées avec soin (De FREYCINET, *loc. cit.*);

» 10° Les fosses d'aisance indépendantes des égouts devront être étanches et leurs tuyaux de descente munis de siphons ventilés, avec tampons de nettoyage. De la partie la plus élevée de ces fosses devra partir un tuyau d'évent allant au-dessus des toits. »

NOTA. — L'Hôtel-Dieu, qui a actuellement 500 lits de malades, recevra, en cas de mobilisation, 1,000 lits de militaires malades. Des baraquements pourront, en outre, être construits dans les jardins.

B. Hôpital-Général.

La construction de l'Hôpital-Général actuel a été commencée en 1657, dans un très ancien faubourg situé dans
la partie Nord-Ouest de la ville et dans lequel s'élevaient
avant lui d'anciens hospices. Il s'étend sur une superficie
d'un peu plus de six hectares, dont deux sont occupés par
les bâtiments et les quatre autres par les cours et les jardins. Le plan des eaux souterraines est à environ deux mètres au-dessous de la surface.

L'altitude moyenne est de 384^{m}942. Il renferme environ
deux cent cinquante vieillards ou misérables de divers
âges et soixante-quinze enfants. Le nombre des servants
ou sœurs est de trente-cinq.

» Il est alimenté par 67,800 litres d'eau par vingt-quatre
heures ; cette eau, en pression, est fournie par la ville, en
vertu de traités dont l'origine est très ancienne et dont le
dernier date de 1891.

Les lieux d'aisance sont généralement à la turque, mais
munis de cuvettes à clapets ; ils sont bien aérés, éclairés au
gaz, munis d'un robinet d'eau et lavés plusieurs fois par
jour. L'évacuation des matières fécales et des eaux sales se
fait au moyen d'une canalisation en maçonnerie, qui les
conduit dans un égout de la ville, très anciennement construit, qui va se déverser dans la branche Nord de la Tiretaine. Une forte chasse d'eau se fait deux fois par vingt-
quatre heures, et assure la propreté de ces canaux. Il
n'existe nulle part d'appareils siphoïdes, mais aussitôt que
la réfection du système d'évacuation des vidanges de
l'Hôtel-Dieu aura été achevée, le même système sera ap-
pliqué à l'Hôpital-Général.

En cas de mobilisation, l'Hôtel-Dieu devant être occupé
exclusivement par les militaires malades, les malades civils
seront évacués sur l'Hôpital-Général qui recevra alors,

outre la population ordinaire, environ 300 malades au moyen de lits supplémentaires et d'installations temporaires.

c. Asile des Aliénés.

Fondé en 1836 par deux philanthropes de Paris, MM. Josion et Hilarion, cet asile passa bientôt entre les mains de l'association religieuse de *Sainte-Marie de l'Assomption de Privas*. Le Père Chiron vint s'y établir avec sa congrégation et en fit la maison-mère. Après lui, le Père Bal le dirigea, pendant plus de cinquante ans, avec une grande autorité, en même temps que cinq autres maisons d'aliénés.

L'asile Sainte-Marie, désigné à Clermont sous le nom d' « Etablissement du Bois-de-Cros », fait office d'asile public pour plusieurs départements. Il est à l'Ouest de la ville ; autrefois en pleine campagne, il est, à l'heure présente, dans l'enceinte de l'octroi ; il reçoit des malades des deux sexes, les uns comme pensionnaires, les autres au compte des départements. Les premiers viennent de partout, les seconds se décomposent ainsi : les femmes aliénées du Puy-de-Dôme, de la Corrèze, de deux arrondissements de la Loire, un petit groupe du Rhône ; les hommes aliénés du Puy-de-Dôme n'y séjournent que temporairement et sont dirigés ensuite sur l'asile de la Cellette. Cette population peut se décompter ainsi : hommes, 96 ; femmes, 585, auxquels on peut ajouter : hommes en dépôt provisoire, 23 ; épileptiques simples des deux sexes, 10.

Durant l'année 1890, le total général des malades traités s'est élevé à 911, qui ont donné 72 décès et 58 guérisons ; 125 religieuses, 8 frères et 25 infirmiers et domestiques, sous les ordres de deux supérieurs et d'un directeur responsable, sont chargés des soins à donner à ces malades.

Deux médecins assurent le service médical de l'asile.

La pharmacie est tenue par trois religieuses sous le contrôle du pharmacien des hôpitaux.

La superficie de l'asile est de 7 hectares 1/2 environ, répartis en trois enclos séparés par des chemins, mais communiquant par des tunnels. La propriété est comprise entre l'avenue de l'Observatoire et le faubourg de Fontgiève prolongé.

Dans la partie Sud sont les bâtiments formant deux groupes similaires : section des hommes et section des femmes, séparés par un long bâtiment central occupé par les services généraux (chapelle, bureaux, lingerie, pharmacie, cuisines, ouvroirs, amphithéâtre, etc.).

Chacune des sections de malades comprend six divisions : furieux, semi-agités, déments, tranquilles, épileptiques, convalescents.

Chacune de ces divisions est installée dans un pavillon où sont des dortoirs dont le cube d'air est supérieur aux exigences convenues ; des chambres d'isolement, des réfectoires, une salle de jeux, un préau dont une partie est couverte et l'autre ombragée. Ils sont munis de cabinets d'aisance avec cuvettes à clapets, appareils siphoïdes et lavage intermittent.

L'établissement comprend également des ouvroirs, des ateliers d'amateurs, des salles de jeux, de musique, une bibliothèque. Dans l'enclos n° 2 se trouvent la buanderie, le séchoir, l'étendoir, les serres, le potager. Dans l'enclos n° 3, la basse-cour, l'abattoir, les greniers à provisions, à salaisons, à grains, à foin, à blé, à farine, la vacherie, les écuries, les remises, les ateliers, la boulangerie, le tout clos de murailles.

Les eaux potables forment environ 200.000 litres par 24 heures, dont une petite partie appartient à la propriété initiale, et la majeure portion a été achetée à un particulier de Chamalières. Elles sont indépendantes de l'eau de la ville ; elles sont d'origine sous-lavique et très pures. Amenées dans un château d'eau, elles sont distribuées à volonté dans tout l'établissement et alimentent l'installation hydro-thérapique. Il existe, en outre, plusieurs sources d'arrosage et même une source légèrement gazeuse et minéralisée. Les latrines qui laissaient à désirer sont, en ce moment, transformées suivant les exigences modernes.

D. Habitations militaires.

L'étude des casernements militaires présente une réelle importance, dans une ville où la garnison s'élève environ au chiffre de quatre mille hommes et où elle excède même notablement ce chiffre lors des périodes d'appel ; aussi passerons-nous en revue toutes les casernes de Clermont-Ferrand, en donnant sur chacune d'elles l'extrait du rapport fourni par le Médecin-Chef de service. MM. LAURENT, RIGAL, CARAYON, médecins-majors de 1re classe ; AUGIÉRAS et BOUCHEREAU, médecins-majors de 2e classe, sont les auteurs des différents rapports dont nous reproduisons la majeure partie :

CASERNE DESAIX (36e d'artillerie). — Le quartier Desaix, casernement du 36e d'artillerie, est situé en plaine, à 1,500 mètres de Clermont-Ferrand, au Sud-Ouest, à 2 kilomètres de Montferrand, au Nord-Est, à 1 kilomètre des coteaux de Chanturgues, derniers contreforts des Monts Dômes, au Nord-Ouest, et tout près de la chaussée du chemin de fer de Nîmes à Paris, qui la sépare au Sud-Est de la vallée de la Limagne.

Entre ce casernement et la ville se développent de larges avenues récemment tracées, bordées de terrains à bâtir actuellement cultivés et parsemés de petits restaurants et baraquements spéciaux aux quartiers militaires ; à 500 mètres environ dans cette direction, se trouve la gare aux marchandises qu'il y aurait lieu de surveiller en cas d'épi-

démie, une importante usine de produits chimiques et
l'usine à gaz, dont les émanations peuvent être considérées
comme simplement, mais réellement incommodes.

Du côté de Chanturgues, se trouvent le cimetière et les
abattoirs de la ville, trop éloignés pour modifier en quoi
que ce soit l'hygiène du régiment, la route de Clermont à
Montferrand, occupée par de nombreux débits de boissons,
et enfin le casernement du 92e de ligne, immédiatement
adossé à celui du 36e d'artillerie.

Dans la direction de Montferrand, on rencontre un premier terrain de manœuvres, au voisinage duquel viennent
déboucher les égouts du quartier, quelques champs cultivés, puis les établissements militaires des Gravanches et,
à 2 kilomètres, le grand terrain de manœuvres. Enfin,
vers le Sud-Est et au-delà de la ligne ferrée, s'étend à
perte de vue la plaine de la Limagne. A 1 kilomètre dans
cette direction se trouve le village d'Herbet, qui, par suite
d'un arrêté préfectoral datant de 1887, est devenu le dé-
potoir principal de la ville. Ce village, qui possédait déjà
deux usines de poudrette, est plus incommode que jamais
pour le quartier Desaix, surtout par les vents d'Est et du
Sud-Est qui, heureusement, soufflent rarement dans la
région.

Bâtiments. — L'exposition principale du quartier Desaix est au Sud-Est. Cette exposition atténue considéra-
blement les inconvénients résultant de la variabilité de la
température et de la prédominance des vents du Nord-
Ouest. Aussi les affections des voies respiratoires sont-elles
moins fréquentes qu'au 92e de ligne dont l'exposition est
opposée. L'ensemble des constructions est d'un fort bel
aspect : il appartient au type linéaire modifié et se compose
de trois bâtiments principaux, formant cour ouverte complètement vers le Sud-Est et partiellement aux angles
Nord-Est et Sud-Ouest. Ces bâtiments ont été occupés
pour la première fois en 1879. Les locaux ne laissent rien
à désirer au point de vue des prescriptions règlementaires ;

quelques désidérata hygiéniques, auxquels il ne paraîtrait pas impossible de donner satisfaction, sont à signaler. La disposition des chambres des hommes dans le grand bâtiment est irréprochable. Ces deux chambres ont deux façades dont les fenêtres opposées permettent une ventilation suffisante; leur capacité cubique dépasse le plus souvent 18 mètres cubes par homme, et de larges escaliers en rendent l'accès facile. Pourquoi cette disposition si rationnelle et si généralement adoptée aujourd'hui par tous les ingénieurs, n'a-t-elle pas été prise pour toutes les chambres des bâtiments latéraux ?

Les chambres nos 32, 35, 31 et 34 du premier étage du bâtiment A sont séparées les unes des autres par un couloir central. Ce couloir inutile diminue leur cubage qui n'est plus que de 15 mètres cubes par homme, il rend la ventilation et les travaux de propreté beaucoup plus difficiles. L'objection classique de la multiplication des escaliers, augmentant le prix de revient de l'édifice, ne saurait être invoquée dans l'espèce, puisque trois magnifiques escaliers ont été construits dès l'abord dans chacun de ces bâtiments. Il y aurait un intérêt sérieux au point de vue de l'hygiène à supprimer ces couloirs, d'autant plus que cette opération n'exigerait qu'une faible dépense. La difficulté d'entretien des parquets malheureusement construits en bois de sapin, la faible pente des égouts et l'absence des chasses d'eau pour les nettoyages pendant la saison sèche, l'adoption du système des fosses fixes à la française pour les latrines sont à noter. (Une partie des fosses fixes est déjà remplacée par des tinettes mobiles et la transformation totale n'est plus qu'une affaire de temps.)

Locaux de discipline. — Les locaux de discipline sont règlementairement pourvus de baquets, renfermés dans un petit cabinet avec sol imperméable. Il serait à désirer qu'il fût adopté un dispositif permettant une ventilation plus complète de ces réduits. Ne pourrait-on pas, par exemple, percer au bas de la muraille une ouverture, par laquelle

s'effectuerait l'enlèvement des baquets à l'extérieur ? Cette
ouverture serait fermée au dehors, par une grille en fer
suffisamment solide pour résister aux tentatives d'évasion.

Latrines. — Les latrines sont entretenues, d'après les
prescriptions règlementaires, dans le plus grand état de
propreté. Elles sont assez éloignées du logement des hommes. Elles étaient à fosses fixes et, malgré de fréquentes
vidanges, il était à peu près impossible d'en faire disparaître complètement l'odeur ; leur transformation en tinettes mobiles est un réel progrès.

Eaux. — Le quartier Desaix est alimenté par l'eau
municipale que nous avons étudiée plus haut. La quantité
en est à peine suffisante pour les travaux de propreté, mais
elle est excellente pour l'alimentation. L'eau des puits du
quartier est riche en matières organiques et dure ; elle n'a
pas été employée jusqu'ici au régiment. Afin d'obtenir le
chiffre de 35 litres d'eau par homme et par jour, il sera
peut-être nécessaire d'ouvrir ces puits et d'en utiliser l'eau
pour les soins de propreté. (Dr LAURENT.)

CASERNE D'ASSAS (92e d'infanterie). — La caserne
d'Assas comprend trois bâtiments isolés, du type linéaire,
à direction perpendiculaire, enclavant une cour. Ces trois
bâtiments, trop monumentaux pour prendre le nom de
pavillons, sont composés d'un rez-de-chaussée, exhaussé de
trois étages. Les magasins de compagnie, les bains, la salle
d'armes etc., sont situés au rez-de-chaussée, les chambres
occupent les étages supérieurs, où se trouvent aussi les
réfectoires. Les locaux disciplinaires, les latrines, les cantines, les écuries, le mess des sous-officiers, les ateliers
d'ouvriers occupent des bâtiments isolés, adossés au mur
d'enceinte de la caserne et séparés des trois bâtiments
principaux par des cours. S'il suffisait d'un aspect monu-
mental pour que les lois de l'hygiène soient observées,
nul doute que la caserne d'Assas ne réponde à cette donnée ;
mais il n'en est point ainsi : son emplacement repose sur

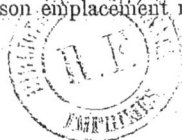

7

la nappe d'eau souterraine qui reçoit les infiltrations sécu-
laires venues de la colline, sur laquelle s'élève Clermont-
Ferrand. Si l'on réfléchit que bon nombre de maisons de
la ville n'ont pas de fosses, ou possèdent des réservoirs à
vidange qui ne sont pas étanches, que Clermont n'a qu'un
petit nombre d'égouts qui viennent s'ouvrir à ciel ouvert,
à l'extrémité du terrain de manœuvres, c'est-à-dire à deux
pas de la caserne, on se figure aisément la dose énorme
d'impuretés que recèle le sous-sol et la nappe souterraine
qui les charrie est très superficielle, puisqu'on la trouve à
1ᵐ50 de la surface.

L'analyse bactériologique qui a été faite récemment au
Val-de-Grâce de l'eau des puits, d'ailleurs condamnés, qui
se trouvent dans la caserne, a révélé nombre d'éléments
nuisibles. A côté de cet emplacement défavorable, notons
le voisinage malsain d'une usine d'engrais chimiques,
dont l'existence est antérieure à celle de la caserne.

Chambres. — Les chambres sont à 4, 12, 24 hommes ;
elles sont vastes, élevées, à l'exception du 3ᵉ étage où elles
sont mansardées. Elles cubent en moyenne 330 m. c., donnant 14 mètres cubes d'air par homme. L'aération se fait
par des ouvertures opposées, quelques-unes portent aussi
une toile métallique remplaçant un carreau.

Latrines. — Les latrines sont à fosses fixes, un clapet
rudimentaire séparant le siège de la fosse. On les trans-
forme en ce moment en tinettes mobiles.

Salle de désinfection. — La caserne possède une salle
de désinfection: une cellule est affectée à ce service, depuis
le 12 mars 1879. La désinfection des effets et des objets de
literie des hommes atteints d'affections contagieuses se
fait régulièrement et conformément à la notice n° 7 du
règlement sur le service de santé.

Salle de police. — La salle de police, les prisons sont
suffisamment aérées.

Baquets, Lits de camp. — Les baquets sont placés dans
des réduits séparés et ayant une aération particulière et

suffisante. Il est regrettable que l'on conserve toujours le lit de camp fixe, rivé aux murs. Il est difficile, sinon impossible, de nettoyer au-dessous; les impuretés s'y accumulent avec les poussières. Pourquoi ne rendrait-on pas ce lit de camp mobile sur un axe horizontal, de façon à le rabattre facilement contre la paroi du mur pendant le jour? Et ceci s'applique aux lits de camp des corps de garde qui seraient à transformer également.

Cuisines. — Les cuisines sont dans de bonnes conditions hygiéniques : leur dallage ne laisse rien à désirer ; les buées s'échappent facilement. Quand donc abandonnera-t-on ces marmites à la Choumara si coûteuses par le combustible qu'elles nécessitent et si peu aptes à s'accommoder à la variété du régime, pour adopter les fourneaux dits économiques, installés partout et répondant aux besoins actuels ?

Eaux. — L'eau de boisson est celle de la ville (D^r CA-RAYON).

QUARTIER GRIBEAUVAL (16e d'artillerie). — Le quartier Gribeauval, occupé par le 16e régiment d'artillerie, est situé à l'Est et en contre-bas de la ville. Construit sur l'emplacement d'anciens jardins, il a nécessité des mouvements assez considérables de terre végétale; ses assises reposent sur des couches argilo-calcaires, mélangées de pépérite. Cet emplacement est défavorable et l'expose aux infiltrations venant de la haute ville et un grand nombre de maisons de Clermont n'ont ni tinettes, ni fosses d'aisance. Les matières fécales sont jetées dans la rue, ou aboutissent, dans quelques habitations, à des fosses non étanches ou à des puits perdus. Ces fosses laissent filtrer dans le sous-sol les matières qu'elles renferment; il en résulte que les terrains avoisinants sont souillés, imprégnés de matières fécales et putrides, qui viennent stagner, en suivant la déclivité de la colline, sur l'emplacement horizontal de la caserne.

Bâtiments. — Primitivement construit pour un quartier de cavalerie, il est exigu pour sa destination actuelle. Il se compose d'un bâtiment central, situé à l'extrémité d'une vaste cour à exposition Nord-Sud, flanqué à angles droits, de chaque côté, de quatre pavillons latéraux, disposés en lignes parallèles. Autour de ce vaste quadrilatère se trouve un mur d'enceinte, le long duquel sont disposés les divers locaux accessoires. Le bâtiment central comprend : un rez-de-chaussée, trois étages et des combles. Au rez-de-chaussée se trouvent les cantines au nombre de trois, la salle d'armes et les ateliers des maîtres ouvriers. Au 1er, l'infirmerie, les salles d'école, bibliothèque, etc. Les deux derniers étages sont occupés par les chambrées. Les pavillons de première ligne de gauche renferment, au rez-de-chaussée, des écuries, au 1er étage et dans les combles, des chambrées. Les pavillons de deuxième ligne de gauche ne comprennent que des écuries. Ceux de droite ont leur rez-de-chaussée aménagé en écuries. Le premier n'a que des combles servant de logement aux cantinières; l'autre possède deux étages et des combles. Ce défaut d'uniformité tient à des agrandissements successifs par élévation d'un étage, il démontre, en même temps que la nécessité d'agrandissement, la possibilité de l'effectuer par surélévation des bâtiments. Les chambres sont de différentes capacités : dans les premiers étages, les plafonds sont élevés et chaque homme arrive à disposer de 20 mètres cubes d'air; dans les combles, la fixation ne dépasse pas 15 mètres, chiffre absolument insuffisant; en outre, les lits sont très rapprochés, de telle sorte qu'en certains points, les hommes ont de la peine à passer entre leur lit et celui du voisin. Pendant la nuit, il se fait un mélange intime de gaz expiré non renouvelable et pendant ce long espace de temps consacré au repos, les hommes respirent un air complètement vicié. De larges fenêtres, ouvertes sur les deux faces, atténuent en partie ces inconvénients, en assurant pendant le jour une vaste et complète ventilation, mais la nuit, ces inconvénients persistent en s'aggravant et sont une des causes les plus actives des nombreux troubles gastriques observés. La plupart des bâtiments possèdent des vasistas mobiles ou des treillis en fil de fer, remplaçant un carreau à chaque fenêtre. Ce système de ventilation qu'il y a lieu de compléter, remplit le but désiré et permet d'attendre qu'un autre plus avantageux et dépourvu des inconvénients qu'il présente, ait reçu la sanction de l'expérience. On peut résumer les défauts des -chambrées en disant que l'espace est exigu et les lits trop rapprochés.

Eaux. — D'après la convention passée avec la ville, 48 mètres cubes d'eau, par 24 heures, sont alloués au quartier; en pratique, la quantité obtenue , souvent variable , est toujours de beaucoup supérieure; néanmoins le nombre de litres concédés n'atteint pas le chiffre prescrit, pour les diverses parties prenantes, par la circulaire ministérielle du 6 décembre 1889. Pour remédier à cette insuffisance, il a été question de rouvrir des puits dont l'eau serait utilisée à des usages autres que l'alimentation. Cette solution ne paraît pas devoir fournir un bon résultat, car l'apport serait de minime importance et insuffisant pour combler la différence entre les allocations anciennes et les nouvelles; elle est en outre dangereuse, car il paraît très difficile, en pratique, d'empêcher les hommes d'aller s'abreuver à ces sources impures. C'est donc à la Ville qu'il est nécessaire de s'adresser, si l'on veut remédier à cette insuffisance. Avant de procéder à l'installation des filtres dans les casernes, de nouvelles expériences furent encore faites au Val-de-Grâce; il fut reconnu que les eaux consommées par la garnison de Clermont-Ferrand étaient de bonne qualité, mais les eaux du 16e régiment d'artillerie furent déclarées les plus riches en germes généralement, du reste, inoffensifs. Le degré d'infériorité des eaux de notre quartier tient à des causes locales, puisque toutes les casernes reçoivent la même eau de distribution de la Ville. Nous croyons être certains qu'on peut l'attribuer à la présence du réservoir central sur le trajet des conduites. Situé à l'angle Nord-Ouest du quartier, ce réservoir est adossé à l'un des murs d'enceinte du côté de la rue Bansac. Il est muni d'une porte en bois, par l'ouverture de laquelle on peut pénétrer dans l'intérieur du bassin et dont l'extrémité inférieure descend jusqu'au trottoir qui borde la rue.

L'urine des passants émise contre ce mur, peut pénétrer facilement jusque dans l'eau du réservoir. Les ouvriers qui descendent parfois dans ce bassin, pour le nettoyage ou pour exécuter des travaux, apportent avec eux et déposent en pénétrant, sur le sol, des germes de toute nature. En raison de l'inclinaison des rues et des boulevards qui l'avoisinent, le réservoir est situé en contre-bas de tous les terrains de la ville haute et se trouve, par suite, merveilleusement placé pour recevoir les infiltrations qui se produisent lentement, mais continuellement, du haut vers le bas de la ville, et, quelqu'étanches que paraissent les parois en maçonnerie, il est démontré qu'elles ne le sont jamais assez pour s'opposer complètement au passage de certains germes. Ce réservoir présente un inconvénient d'une autre nature : comme il est peu élevé au-dessus du sol du quartier, l'eau a une pression presque insignifiante (3 ou 4^m), et elle ne peut même pas s'élever jusqu'au premier étage des bâtiments; de plus, il est impossible d'établir, dans les cours du quartier, des prises d'eau qui permettraient au moyen de tuyaux en caoutchouc, de laver sous une forte pression les cabinets d'aisance, les urinoirs, les caniveaux et même les bouches d'égouts, à l'orifice desquelles s'accumulent si souvent des détritus de toutes sortes. Ainsi, au point de vue même de l'hygiène du quartier, la pression de l'eau présente une grande importance.

En raison des défectuosités que je viens de signaler, en se plaçant au point de vue de l'hygiène, la suppression du réservoir du 16ᵉ régiment d'artillerie s'impose dans un avenir prochain ; ainsi disparaîtront les causes qui donnent, à notre régiment, une eau d'une qualité inférieure à celle des autres casernes de la garnison. Enfin, cette suppression réaliserait aussi l'avantage de nous fournir l'eau sous une pression suffisante. En attendant la réalisation de ce projet, il serait urgent de faire disparaître la porte en bois qui se trouve du côté de la rue Bansac ou de la placer de telle sorte qu'elle se trouve hors d'atteinte des souillures du premier passant venu. Le réservoir fait perdre à l'eau toute sa fraîcheur en été et favorise les altérations par la stagnation.

Latrines. — Les latrines sont au nombre de quatre, placées le long du mur d'enceinte, à fosses fixes et couvertes, vidées périodiquement par les soins d'un entrepreneur. On substitue en ce moment à ce système, celui des fosses mobiles, dont les avantages sont généralement reconnus.

Salle de police. — La salle de police est trop petite et le lit de camp insuffisant parfois pour le nombre des hommes ; elle est peu ventilée et peu éclairée, les baquets de propreté ne sont pas suffisamment isolés. En un mot, cette partie des locaux nécessiterait des modifications complètes pour devenir salubre.

Cuisines. — Elles sont au nombre de deux, situées le long du mur d'enceinte ; quelques modifications pour l'écoulement des eaux ont été faites, mais l'une d'elles, située à l'angle de la cour, a besoin de réparations pour remédier encore à la stagnation des eaux, due à l'insuffisance de l'inclinaison du sol sur lequel séjournent les eaux ménagères.

Écuries. — Les écuries sont en général bien installées et bien aérées ; un inconvénient à signaler, c'est le défaut de pente des caniveaux qui favorise la stagnation de l'urine.

Egouts. — Le quartier est entouré par un double système d'égouts, parallèles aux faces Nord et Sud des bâtiments. Le premier égout Nord part du bâtiment G, suit la face Nord et va se jeter dans l'égout de la ville de l'avenue Centrale ; sur son trajet, on trouve trois avaloires. L'égout Sud part du bâtiment S, se dirige vers la face Sud qu'il suit et va déboucher à air libre, en dehors du quartier de la rue d'Amboise. Il offre sur son trajet trois avaloires constamment obstruées de matières putrides. Sur cette façade, on trouve encore trois petits égouts, débouchant à air libre dans l'avenue des Paulines, après avoir reçu les eaux venant de l'infirmerie, des cours et des cantines. Il est certain qu'ils y créent un foyer d'infection et qu'il est de l'intérêt de la municipalité et de l'administration militaire de songer aux moyens de les faire disparaître, en faisant un raccord avec le collecteur de la ville.

De l'exposé précédent, il résulte que l'emplacement du quartier et son aménagement offrent des inconvénients, sur lesquels il est nécessaire d'appeler l'attention. Par une propreté soutenue et une application constante de l'hygiène, on peut en partie et provisoirement remédier à ces défectuosités, mais il paraît indispensable de substituer à ces palliatifs des modifications radicales. La solution se résume dans l'agrandissement des locaux, ce qui en permettra l'aménagement conforme aux nécessités et dans les améliorations à apporter au système des latrines et des égouts. (Dr RIGAL.)

CASERNE d'ESTAING (105e d'infanterie). — La caserne d'Estaing qui contient, outre un bataillon du 105e de ligne, la 13e section d'état-major et les subsistants de la garnison, est située sur le versant Est du monticule qui supporte Clermont-Ferrand. Son altitude au-dessus de la plaine, sa situation dans un quartier riche et percé de larges avenues, la multiplicité des orifices d'aération, portes et fenêtres et les soins de propreté, compensent

ce que présentent de défectueux, au point de vue de
l'hygiène, les vieux bâtiments à murs épais avec voûtes
et sol dallé au ciment ou à planchers mal joints. Elle est
composée de deux bâtiments : le plus grand est flanqué de
deux ailes latérales ; sa façade est au midi. Entre les deux
ailes, se trouve une cour qui est exposée au Nord ; dans
cette cour sont les cuisines, les latrines des hommes et le
gymnase. Le rez-de-chaussée du bâtiment contient les
salles de bains et lavabos, salle d'escrime, ateliers des cor-
donniers, un réfectoire de compagnie et deux chambres
occupées par cette compagnie, ainsi que les locaux disciplinaires. La cour est en contre-bas du boulevard qui
longe l'aile Ouest de ce bâtiment ; tous les locaux du rez-
de-chaussée de cette aile sont humides et malsains. Vis-à-
vis la façade Sud du bâtiment A, se trouve un deuxième
corps de bâtiments, dont le grand axe est dirigé de l'Est
à l'Ouest.

L'espace compris entre ces deux bâtiments forme une
cour, moins grande que la première et dite cour du Sud ;
il s'y trouve un lavoir couvert à l'usage des hommes. Le
bâtiment B comprend le rez-de-chaussée, où sont installés
deux cantines et le mess des sous-officiers. Le premier
étage est occupé par les magasins, le deuxième par la
salle d'école et l'infirmerie. Les chambres occupées par
les hommes se trouvent pour la plupart aux étages supérieurs du grand bâtiment. Deux chambres du rez-de-
chaussée, voûtées et bitumées, sont occupées par une
compagnie ; ces pièces sont vastes et bien aérées.

Latrines. — Les latrines du casernement, de construction récente, sont installées dans la cour Nord. Elles forment un petit bâtiment, composé de plusieurs compartiments à une place. Chacun de ces compartiments est
muni d'une demi-porte, qui laisse pénétrer l'air par le haut
et par le bas. Ces latrines ne sont pas munies de clapets,
les matières tombent directement dans la fosse. Elles sont
mal installées ; l'espace qui se trouve entre la porte et la

lunette n'est pas assez grand, et l'urine sort sous la porte. Il existe d'autres latrines divisées en quatre cabinets adossés au pavillon B, dans un coin de la cour Sud ; ces cabinets sont à l'usage des officiers, sous-officiers et femmes de la caserne d'Estaing. Les urinoirs à l'usage des hommes se trouvent placés derrière les latrines. L'espace qui sépare le mur des latrines de l'urinoir est insuffisant ; il n'existe qu'un couloir d'un mètre environ. Les parois de cet urinoir sont cimentées, elles ne sont pas lavées constamment par un filet d'eau. L'urine s'y attache et subit en été des fermentations qui répandent une mauvaise odeur. Un autre urinoir vient d'être installé près des latrines des sous-officiers. Il est établi dans les mêmes conditions que les précédents, les urines s'écoulent dans la fosse fixe des latrines. Ces latrines ont la fosse construite en maçonnerie cimentée et sont vidées tous les vingt jours, par les soins d'une compagnie, au moyen d'un système pneumatique et sous la surveillance du Génie.

Locaux disciplinaires. — Les locaux disciplinaires se trouvent au rez-de-chaussée du bâtiment principal dans l'aile Ouest. Cette partie de la caserne étant en contre-bas du boulevard, est humide et malsaine, malgré un couloir de deux mètres qui sépare le mur de la caserne de celui qui soutient la terrasse. Les locaux disciplinaires comprennent trois cellules dont une a été aménagée en salle de désinfection, deux salles de police, deux prisons ; elles sont cimentées et voûtées. Les fenêtres Ouest sont mobiles de haut en bas. Les portes sont surmontées de petites fenêtres. Il existe dans chaque local un réduit avec tuyau d'aération pour les baquets mobiles. Ces baquets sont désinfectés à l'huile lourde de houille et au sulfate de fer.

Cuisines. — La construction de la cuisine est récente ; elle est constituée par un petit bâtiment isolé, adossé au mur Est de la caserne. Elle contient trois fourneaux à quatre marmites et quatre robinets alimentés par l'eau de la ville. La salle est vaste, le toit est muni dans sa partie centrale d'une ouverture assez grande pour laisser passer les buées. Le sol est cimenté et la pente est suffisante pour assurer l'écoulement des eaux à proximité des cuisines. La boucherie seule, appuyée contre la cuisine, communique avec elle par la partie supérieure de la cloison, de sorte que les mouches et la buée y pénètrent facilement. Une petite fenêtre, donnant à l'Est sur la rue Bansac et abritée du côté du soleil par les maisons d'en face, permet seule d'aérer. Cette fenêtre n'est pas munie d'un treillis et laisse entrer les mouches. (Dr AUGIÉRAS.)

PRISON MILITAIRE. — Bâtie à l'angle Nord de la caserne d'Assas, la prison militaire de Clermont-Ferrand présente la plus grande somme possible de bonnes conditions hygiéniques. L'effectif des détenus, toujours bien inférieur au nombre de places règlementaires, permet un cubage d'air atmosphérique très élevé. Du reste, les habitudes d'un travail quotidien rapprochent la vie de ces hommes de l'existence des ouvriers ordinaires, aussi sont-ils rarement malades.

Leur ordinaire se trouve un peu amélioré par le gain que leur procure leur travail et qu'ils peuvent consacrer à leur nourriture. Ainsi, ils se procurent le matin du lait, dans la journée du fromage et même du vin. A ce point de vue, les détenus jouissent d'un bien-être qu'envieraient quelquefois les militaires faisant leur service. Il serait désirable que l'installation des latrines qui sont placées à l'intérieur des locaux, soit remplacée par des cabinets établis dans le préau.

La vidange des fosses est faite régulièrement au moins une fois par mois. Malgré cela, très souvent, en été, il se dégage des odeurs très fortes à l'intérieur de l'établissement. Le système de clapets, primitivement adopté, ne fonctionne plus et a été remplacé par des tampons en bois. (Dr BOUCHEREAU.)

CASERNE CHAZOT. — Affectée à la 13ᵉ section de commis et d'ouvriers militaires, la caserne de la Manutention est située sur le flanc Nord du monticule qui supporte Clermont-Ferrand et occupe une vaste surface : les bâtiments y sont séparés par des cours bien aérées. L'orientation Sud-Ouest du bâtiment où sont logés les ouvriers de la section est bonne. La ventilation est assurée par des croisées sur chaque façade.

La capacité des salles est suffisante pour le nombre d'hommes qu'elles contiennent normalement.

Il est à regretter qu'elles soient coupées dans leur largeur par de hautes boiseries (2 m. 50) pleines, qui empêchent la libre circulation de l'air dans la pièce et autour des lits des hommes. De plus, ces salles, qui sont parfaitement suffisantes pour l'effectif dans les conditions normales, deviennent encombrées lors des périodes d'appel des dispensés, périodes très fréquentes à la section.

Latrines. — Les latrines sont à la turque, elles sont tenues proprement et suffisamment éloignées du corps de bâtiment habité par les hommes, mais trop près de la cantine. Leur transformation en tinettes mobiles n'est plus qu'une question de temps.

Locaux disciplinaires. — Les salles de police et la prison sont munies de réduits pour baquets, aérés par des ouvertures spéciales.

Cuisines. — Les cuisines sont bien installées, mais situées dans un corps de bâtiment habité.

Eaux. — Les eaux d'alimentation sont fournies par les conduites de la ville de Clermont-Ferrand. (Dʳ AUGIÉRAS.)

NOTA : La transformation des latrines dans les casernements militaires, prescrite par M. le Ministre de la Guerre, est dans toute la garnison en cours d'exécution ; déjà la moitié des latrines à fosses fixes sont remplacées par des tinettes mobiles ; dans un avenir prochain, toutes les habitations militaires de Clermont-Ferrand en seront exclusivement pourvues.

ÉCOLES PUBLIQUES.

Les Écoles publiques à Clermont-Ferrand, au nombre
de 13, peuvent être divisées en deux catégories : Celles
récemment construites et qui ont été établies, en se préoc-
cupant dans une certaine mesure des nécessités de
l'hygiène scolaire, et les anciennes, à l'établissement
desquelles cette préoccupation est restée absolument
étrangère.

Dans la première catégorie, celle des écoles relativement saines, nous classerons :

Les écoles de la rue Bansac,
  — du boulevard Trudaine,
  — de Fontgiève,
  — des Salins.

Et dans la deuxième catégorie, celle des écoles insalubres :

Les écoles de la Halle au Blé,
  — de la Halle aux Toiles,
  — des rues Torte,
  — de la rue Jolie,

Les deux écoles de Montferrand,

Le Refuge,

L'école de la rue Saint-Vincent,
  — de la rue du Port.

Les écoles reçoivent une population scolaire qui s'élève
à 2,370 élèves, garçons et filles, et il serait d'un intérêt
majeur d'assurer à ces enfants, durant les heures qu'ils
passent à l'école, une existence hygiénique satisfaisante.

D'immenses progrès ont été réalisés dans ce sens depuis
une douzaine d'années, et la différence du passé au présent
est nettement établie, à Clermont-Ferrand, par la comparaison des écoles anciennes et des écoles nouvelles.

Dans les écoles anciennes tout est à reprendre : les

salles d'études étroites, mal éclairées, mal ventilées, mal chauffées; les cours insuffisantes; l'absence de jardins, d'arbres, de préaux couverts pour assurer les récréations par les temps pluvieux; les latrines sont lamentables, n'ayant ni fermeture hermétique, ni chasses d'eau, ni siphons; elles aboutissent à des fosses non étanches, jamais ou rarement vidangées. Ces écoles reçoivent cependant toutes de l'eau de la ville, et c'est là le seul point sur lequel il n'y ait rien à redire.

Les écoles nouvelles sont mieux aménagées, et la plus récente de toutes, l'école du boulevard Trudaine, représente le type auquel on s'est arrêté.

Elle comprend trois corps de bâtiments orientés à l'Est et à l'Ouest, séparés par deux cours.

La façade principale, avec l'entrée des filles, se trouve sur le boulevard; une deuxième façade, avec l'entrée des garçons, s'ouvre sur la rue Bansac.

L'endroit était mal choisi pour la construction d'une école, en raison du voisinage immédiat de la caserne d'Estaing dont les bâtiments sont contigus. Ses latrines sont adossées à l'école et c'est un mauvais voisinage. La transformation, en cours d'exécution, des latrines à fosses, en tinettes mobiles, atténuera cet inconvénient dans une large mesure. Il ne subsistera que l'idée fâcheuse d'avoir ainsi rapproché deux habitations destinées à des collectivités; d'autant que, de part et d'autre, ce sont des individus jeunes, c'est-à-dire à l'âge de prédilection des affections zymotiques, qui doivent les habiter. La rougeole, la scarlatine, les oreillons... peuvent franchir les murs mitoyens, et il y a là un réel inconvénient.

Les salles de classe sont assez hautes et de dimensions suffisantes; l'éclairage est bon, unilatéral; la lumière pénètre par deux larges baies comprenant presque toute la façade Ouest. Les deux tiers des panneaux de ces baies sont constitués par de grands carreaux mobiles, permettant une aération abondante.

Le fond des salles, moins bien aéré, pourrait être pourvu de ventouses au plafond et au ras du sol.

La propreté du plancher est entretenue par un simple balayage.

Nous y trouvons le mobilier scolaire ancien modèle; les enfants de l'âge de 8 ans environ, ont un espace d'environ 50 centimètres; la distance entre le banc et le pupitre semble trop étroite.

Dans les salles d'études, les locaux offrent la même disposition : Le mobilier nouveau modèle se compose de petites tables pour deux élèves seulement, donnant à chacun 60 centimètres environ et un côté libre. Le dossier des bancs est à bonne distance, le pupitre convenablement incliné : Ce mobilier constitue une réelle amélioration.

L'éclairage au gaz est parcimonieux; deux becs au lieu de six, placés trop bas.

Les salles du premier étage ont un cubage insuffisant, les carreaux mobiles y suppléent dans la bonne saison.

La cour est peu vaste; une fontaine à robinet y amène l'eau municipale.

Les latrines possèdent des sièges en bois, de forme elliptique, très bas. En avant il n'y a pas de fente, ni d'ouverture pour l'écoulement des liquides. Les portes sont basses, évidées en dessous. Une chasse d'eau automatique fonctionne toutes les deux heures.

Les salles maternelles sont installées d'une façon remarquable. Le corridor cimenté est d'un aspect coquet, avec un vestiaire convenable. Le préau fermé contient des lavabos avec cuvettes en tôle émaillée, pourvues de savonnettes, de robinets nickelés, avec porte-serviettes. Des balustrades en bois isolent les lavabos; de petits bancs permettent à l'enfant de se tenir très près des cuvettes.

Le mobilier tout neuf est propre et confortable; la batterie de cuisine, les armoires à jouets, rien n'y manque.

L'école avec des bancs en amphithéâtre, la salle bien éclairée et bien aérée, la cour un peu petite, mais isolée de toute construction, les latrines bien disposées, sans porte, munie d'une simple barrière... constituent un ensemble fort bien aménagé.

En somme, il est à souhaiter que peu à peu les installations de ce genre remplacent partout les écoles établies dans de vieux bâtiments, que leur destination première a rendu impropres à leur affectation actuelle.

GRAND ET PETIT LYCÉES.

Le *Grand Lycée* situé sur la pente Sud-Est du mamelon que recouvre la ville de Clermont-Ferrand, se présente sous la forme d'un quadrilatère, renfermant une cour centrale de peu d'étendue. D'autres cours existent en dehors de la façade qui regarde l'Orient, et s'étendent jusqu'au mur qui limite l'établissement sur la place Michel-de-l'Hospital. Ces cours n'offrent aucun refuge dans le cas de pluie. Le bâtiment Sud, dans lequel se trouve la porte principale de l'établissement, est réservé au logement des fonctionnaires dans sa majeure partie; à son extrémité Ouest, on trouve cependant la lingerie au 2e; et l'infirmerie au 3e étage. Au rez-de-chaussée du même bâtiment, à l'extrémité Est, se trouve une cuisine, petite, sans disposition spéciale pour l'échappement des buées, à côté de réfectoires assez bien aménagés, les tables de marbre permettant d'assurer une propreté minutieuse.

Les rez-de-chaussée des trois autres bâtiments sont occupés par les classes et les études, ainsi que le 1er étage du bâtiment Nord. Ces locaux sont assez bien aménagés, un peu sombres cependant, mais s'aérant par des ouvertures opposées.

Les dortoirs au 1er et au 2e étage du bâtiment Est, et au 2e étage du bâtiment Nord, sont assez bien installés; le cubage atmosphérique semble suffisant; bien que le plafond soit peu élevé dans certains d'entre eux. Aux deux extrémités, il existe des lavabos en tôle émaillée, où l'eau de la ville arrive largement. Les tables de nuit sont représentées par de petites caisses basses contenant dans le compartiment inférieur le vase de nuit; le dessus, s'ouvrant à charnière, sert à loger les objets de toilette. Il y a là un voisinage fâcheux et les objets de toilette seraient plus proprement installés dans des casiers surmontant les lavabos.

Il n'existe aucun cabinet d'aisance au voisinage des dortoirs et ils sont remplacés par une chaise percée, placée dans le vestibule pendant la nuit, les dortoirs étant fermés à clef. C'est là une disposition mauvaise et qu'il serait utile de modifier.

Les latrines sont dans les cours, composées d'ouvertures en pierre, à la turque, aboutissant par de courts tuyaux rectilignes dans des fosses d'aisance réputées étanches et dont la vidange s'opère durant les vacances; ne possédant aucune chasse d'eau, aucun lavage automatique, ces latrines exhalent une odeur infecte. A côté d'elles sont les urinoirs dont les plaques en ardoise sont constamment lavées par un filet d'eau. Les latrines de la première cour sont un véritable foyer d'infection, qu'il y aurait intérêt à supprimer.

L'eau de la ville arrive dans l'établissement et s'y distribue dans les appartements du personnel, à la cuisine et à la dépense; les autres fontaines sont condamnées. Les élèves n'ont pas d'eau à leur disposition; on leur met quelques brocs ou quelques cruches en grès, à la récréation de 4 heures, remplis d'eau filtrée à la dépense, avec un filtre Chamberland. C'est également de l'eau filtrée qu'ils boivent à leurs repas.

Le *Petit Lycée* est un établissement modèle. Composé de trois grands corps de bâtiment, reliés par un bâtiment transversal, isolé au milieu d'immenses cours ou jardins, il réalise à un haut degré les désidérata de l'hygiène moderne. Avec ses cours étendues, ses jardins, ses potagers, son préau couvert et sa magnifique installation gymnastique, il est d'un aspect séduisant.

Les latrines à la turque, avec cuvettes se refermant automatiquement, manquent d'eau et d'appareils syphoïdes. Comme au Grand Lycée, les conduits droits aboutissent dans des fosses étanches. Les urinoirs sont constamment lavés par une nappe d'eau.

L'eau de boisson est filtrée par un filtre à bougies Chamberland ; ce filtre est bien entretenu et nettoyé au fur et à mesure des besoins. Les classes sont bien disposées ; les bancs en amphithéâtre sont placés devant des pupitres commodes.

L'aération se fait par des fenêtres opposées, assurant largement l'arrivée de l'air et de la lumière. La seule chose qui nous paraisse mal comprise, ce sont les petites chaises en bois à dossiers courts, qui sont disposées devant chaque pupitre pour les élèves. Ils sont mal assis, les reins sont mal appuyés, et le siège paraît très incommode.

Les dortoirs des élèves sont bien ventilés par les fenêtres en opposition et par des ventouses au ras du sol ; ils seraient parfaits si les mêmes prises d'air se trouvaient au ras du plafond ou si les fenêtres portaient quelques carreaux mobiles.

La cuisine est vaste ; il y manque aussi des ouvertures supérieures pour les buées.

Les réfectoires sont grands et commodes ; les tables sont en marbre, de même que les fontaines placées aux extrémités. Les plafonds sont formés dans toutes les pièces par une série de petites voûtes, appuyées sur des poutrelles en fer.

Le chauffage, assuré par des poêles en tôle avec de longs tuyaux, est peu en harmonie avec l'installation très moderne de cet établissement modèle.

Le Petit Lycée n'est point utilisé comme il devait l'être, tandis que le Grand Lycée, dont la disposition est infiniment moins hygiénique, semble l'être trop complétement.

Il serait à coup sûr désirable de reporter une partie des élèves du Grand Lycée dans le Petit, qui pourrait recevoir facilement soixante et peut-être cent élèves de plus.

PETIT SÉMINAIRE.

Le Petit Séminaire, que nous avons pu visiter en détail, grâce à l'obligeance parfaite de M. le Supérieur, est un établissement considérable.

Situé rue Bansac, dans le versant Est de la colline de Clermont-Ferrand, le Petit Séminaire se compose d'une série de bâtiments ayant la forme générale d'un T, la branche transversale longeant la rue Bansac sur une étendue de plus de cent mètres, séparée par cette voie étroite de la caserne d'Estaing. La branche verticale du T, bâtie sur un terrain en pente, présente cette particularité que de la rue Bansac, où se trouve l'entrée principale, on entre de plein pied au premier étage de ce bâtiment. Lorsque des réparations, en cours d'exécution, seront effectuées, les deux ailes, longeant la rue Bansac, seront égales et symétriques et tous les locaux nécessaires à l'instruction des élèves et à leur vie durant le jour seront au rez-de-chaussée : salles d'étude, classes, réfectoires, préau couvert, cours, etc.

Actuellement il en est ainsi et, de cette partie de l'établissement, il y a peu de choses à dire. Les cours sont vastes, le sol en est bien aménagé ; les unes ont des caniveaux bien construits, d'autres des canalisations souterraines pour amener les eaux pluviales, ménagères, de lavage, dans un puits perdu, établi au fond de la cour, là où l'établissement confine aux bains de la Croix-Morel, qui appartiennent au Séminaire. On a même établi un bassin de natation bien conditionné, long de plus de vingt

mètres et bordé de cabines où les élèves se déshabillent
pour le bain. Le puits perdu, dont nous venons de parler,
évacue son trop-plein par un tuyau situé à sa partie supérieure et allant se joindre aux canaux de déversement
des bains. Il est évident que, du jour où le système des
égouts sera complété, ce puits perdu devra disparaître et
être remplacé par un branchement d'égout.

Les latrines sont défectueuses, munies de cuvettes à
clapet se détraquant facilement ; elles ont des tuyaux de
chute légèrement obliques, assez courts, sans aucun appareil siphoïde. Les fosses sont presque toutes étanches.
Avant 1886, c'étaient d'immenses fosses de sept mètres
environ de profondeur, rarement vidangées. La municipalité a exigé leur étanchéité après l'épidémie de 1886,
qui a peu touché le Petit Séminaire (trois cas seulement,
suivis de guérison). Actuellement, six fosses sur huit sont
étanches, et les deux dernières seront également rendues
étanches. Il est certain que l'application du système des
tinettes mobiles réaliserait une grande amélioration.

Les dortoirs des élèves sont tous situés aux différents
étages du bâtiment perpendiculaire à la rue Bansac. Ils
sont bas de plafond (2^m95 à 3^m). Les lits sont disposés le
long de deux cloisons en planches, qui sont établies dans
toute la longueur des pièces. Les lits sont de chaque côté
de cette cloison, isolés aux pieds et à la tête des lits voisins par une petite cloison de bois, ouverts, par conséquent, sur une seule des quatre faces, sur laquelle se
trouve un rideau mobile sur une tringle. Le plafond est à
poutrelles dans quelques-uns ; le parquet planchéié dans
les uns, carrelé dans d'autres. Le cube d'air paraît être
d'environ une vingtaine de mètres cubes, en tenant compte
du nombre de lits habituellement occupés. En somme,
ces dortoirs semblent laisser à désirer au point de vue de
l'hygiène et pourraient être améliorés par la suppression
des cloisonnages, ainsi qu'en modifiant la surface à poutrelles des plafonds.

L'eau est fournie par la ville à un petit réservoir d'eau placé à l'extrémité Sud du mur séparant la propriété de la rue Bansac. Ce réservoir, en maçonnerie doublée intérieurement de zinc, s'ouvre par une petite porte en bois située à environ deux mètres du sol, dans la rue Bansac. L'urine déposée contre le mur qui lui sert de paroi paraît ne pouvoir pénétrer jusqu'à l'intérieur, mais il y aurait intérêt cependant à isoler de la rue ce précieux réservoir. Il en part plusieurs conduites en plomb, dont une suit tout le long de la rue Bansac, sous le bas côté de la voie, pour arriver aux cuisines. Il serait aussi préférable que cette conduite fût placée dans la propriété ; il est vrai que, par sa nature même, elle semble complètement étanche. La moitié de l'eau de ce réservoir sert à l'alimentation, l'autre moitié est utilisée pour l'arrosage du jardin. L'eau qui alimente les lavabos des dortoirs est prise à l'établissement des bains de la Croix-Morel et est enregistrée par un compteur spécial.

Le personnel se compose d'environ cent soixante élèves internes, cent quarante externes, une trentaine de sœurs ou domestiques, et de quinze professeurs environ.

ABATTOIR ET INSPECTION DES VIANDES DE BOUCHERIE.

Nous tenons les renseignements concernant l'abattoir de Clermont-Ferrand de notre ami M. HENRIET, vétérinaire départemental et membre du Conseil d'hygiène et de salubrité publique.

Dès l'année 1452, le service d'inspection des viandes était organisé à Montferrand (annexe de Clermont-Ferrand). Il était soumis à une réglementation et jouissait d'un privilège, ainsi qu'il résulte des lettres du roi Charles VII (mai 1452, article 119).

A cette époque, l'inspection des viandes était faite par les consuls, les prud'hommes, les seigneurs et souvent le clergé, qui veillaient à la stricte exécution des règlements en vigueur.

Chaque boucher abattait ses animaux chez lui, ce qui constituait un grand nombre de tueries particulières, comme il en existe encore aujourd'hui dans les villages des environs de Clermont. Ces tueries étaient autant de foyers d'infection, dont l'influence sur la santé publique ne pouvait être que préjudiciable ; elles étaient le plus souvent mal disposées : l'eau y manquait, aucune précaution n'était prise pour faire disparaître les caillots de sang et les débris de chair ou d'os qui, par leur décomposition, donnaient naissance à des émanations malsaines.

L'inspection des viandes avait au moyen-âge une organisation locale nettement définie et tout à fait en rapport avec les connaissances de l'époque ; aujourd'hui, elle est réglée par la loi sur l'organisation municipale du 5 avril 1884, par la loi du 27 mars 1851, par la loi du 21 juillet 1881 sur la police sanitaire des animaux et son règlement d'administration publique du 22 juin 1882, par des arrêtés ministériels complémentaires et enfin certains règlements municipaux, variant avec les localités. On doit, sans contredit, regretter que beaucoup de localités considèrent encore l'inspection de la viande comme une institution hygiénique négligeable.

La ville de Clermont possède, depuis de nombreuses années, un abattoir public où les bouchers et charcutiers de la ville sont tenus d'abattre les animaux destinés à l'alimentation. Cet établissement a laissé longtemps à désirer, au point de vue de la propreté ; les lavages des étaux étant insuffisants, par suite de la disette d'eau, on a remédié à cet inconvénient par l'installation d'une conduite d'eau, faite il y a quatre ans.

L'abattoir de Clermont est situé au Nord-Ouest de la ville, à proximité de Montferrand ; il est construit sur une des branches du ruisseau de Tiretaine et se compose de différents corps de bâtiments ; à droite et à gauche de

la porte d'entrée existent deux petits bâtiments occupés
l'un par l'octroi, l'autre par le concierge ; au milieu d'une
cour assez vaste, s'élève une importante construction, c'est
l'abattoir proprement dit. Il est divisé en un certain nombre de cases où les bouchers procèdent à l'abattage. Les
rangées de cases sont séparées par un large couloir, où se
trouve un canal destiné à recevoir les matières intestinales
et les eaux de lavage ; en arrière de ce bâtiment, il en
existe un second où, dans de grands réservoirs d'eau, les
tripiers procèdent au nettoyage des intestins. A droite est
installé l'établissement destiné à l'abattage des porcs,
ainsi qu'un petit abattoir dont l'agrandissement sera nécessaire par suite de l'augmentation de la population de
la ville. A gauche de la porte d'entrée, à côté de la bascule
destinée au pesage des animaux et de la viande, se trouve
le cabinet destiné au vétérinaire inspecteur de la boucherie. Viennent ensuite les bergeries, boucheries et porcheries, où sont logés les animaux qui doivent être abattus.
Une partie des écuries n'étant pas employée, la ville l'a
louée à l'autorité militaire pour le logement des chevaux
des troupes de passage ; on y arrive par une entrée particulière et complètement indépendante.

Tout à fait en arrière de la porcherie, il existe un petit
bâtiment, où un particulier traite le sang des animaux
abattus ; le sang est porté à une température de 40° plus
ou moins prolongée, pour obtenir la séparation de l'albu-
mine. Les cours entièrement pavées sont arrosées et ba-
layées chaque jour. La viande provenant des animaux
abattus est soumise à la visite d'un vétérinaire désigné à
cet effet. Dans les villes d'une certaine importance, cet
agent est spécialement attaché au service d'inspection, il
lui est interdit de faire de la clientèle, ce qui lui assure
une entière indépendance vis-à-vis des bouchers et des
propriétaires ; il reçoit de la ville un traitement suffisant. A Clermont, ville de 50,000 habitants, il n'en est
pas ainsi ; c'est un des vétérinaires exerçant en ville qui

est exclusivement chargé de la vérification des viandes. Il semblerait plus rationnel et plus équitable que ce service fût confié à un vétérinaire n'exerçant pas et qui conserverait ainsi toute sa liberté d'action vis-à-vis des bouchers et propriétaires de bêtes ou partagé entre tous les vétérinaires qui exercent en ville. Les bouchers et charcutiers abattant à l'établissement de la ville acquittent un droit d'abattage qui varie, suivant l'espèce d'animal ; il est perçu, en outre, un droit d'octroi qui est payé aussi pour les viandes foraines vendues sur nos marchés ; celles-ci, avant d'être mises en vente, sont soumises à la visite du vétérinaire.

Les animaux sont quelquefois transportés à l'abattoir morts ; dans ce cas, les abats (poumons, foie, cœur, rate) doivent être adhérents à la dépouille. Dans le cas où la viande est reconnue malsaine, elle est découpée, infectée et livrée immédiatement à l'équarrissage. Au service d'inspection de l'abattoir est joint celui des foires et marchés de la commune ; il a pour but d'interdire la mise en vente d'animaux atteints de maladies contagieuses, ainsi que le prescrit l'article 39 de la loi du 21 juillet 1881.

Ce service, qui fonctionne à Clermont depuis 1883, est également confié au vétérinaire de la ville, qui doit examiner tous les animaux mis en vente sur nos marchés, deux fois par semaine, à Montferrand ; à Clermont-Ferrand, le jeudi, jour du marché aux veaux, qui se tient l'après-midi devant l'abattoir, et enfin les jours de foire également à Clermont.

L'organisation de cette inspection semble défectueuse pour les raisons suivantes :

1° Aux marchés de Montferrand, l'entrée des animaux se fait sur plusieurs points à la fois et jamais à heure fixe. De plus, malgré les barres d'attache qui existent, les animaux sont parfois tellement nombreux et pressés, qu'il est matériellement impossible au vétérinaire-inspecteur de les examiner sérieusement. C'est à l'entrée que la visite sani-

taire devrait être faite et cette entrée ne devrait être auto-
risée que sur un seul point.

2º Aux foires de Clermont, l'inspection est encore
plus difficile : La foire des chevaux se tient en un point
de la ville et celle des bêtes de boucherie en un autre ; ces
deux foires, bien distinctes, ont lieu simultanément en deux
endroits distants d'environ 2 kilomètres ; là aussi il y a
différents points d'entrée et l'inspecteur est dans l'impossibilité de faire rigoureusement son service.

Dans le courant de cette année, l'administration supérieure au Ministère de l'Agriculture a relevé, à diverses
reprises, que des animaux provenant des foires et marchés
de notre région, avaient été saisis, soit à Paris, soit à Lyon,
soit à Saint-Etienne, soit dans d'autres départements,
comme atteints de maladies contagieuses. Ce fait tient
évidemment à l'organisation défectueuse que nous venons
de signaler.

Outre la boucherie des bêtes à cornes, il existe depuis
quelques années, à Clermont, des boucheries chevalines;
la visite sanitaire, ainsi que l'abattage, se font également
à l'abattoir de la ville.

En ce qui concerne les tueries particulières qui sont
nombreuses dans les communes avoisinant Clermont,
nous rappellerons le vœu émis le 12 octobre 1888 par le
Conseil d'hygiène publique et de salubrité du département de la Seine, qui admettait les conclusions d'un rapport de M. GOUBAUX, proposant la suppression des tueries
particulières. Sans vouloir imposer aux communes la
construction d'un abattoir, il serait tout au moins utile de
leur prescrire certaines règles hygiéniques et de les soumettre à une surveillance technique.

En étudiant l'organisation de l'inspection de l'abattoir,
des foires et marchés de la commune, nous avons cru remarquer une lacune qu'il importe de signaler : C'est l'absence de désinfection des marchés et de l'abattoir.

Quelquefois, en effet, des animaux atteints de maladies

contagieuses sont tués à l'abattoir de la ville ; la viande
en est refusée, lors de la visite sanitaire, et livrée à l'équar-
risseur ; cette viande a bien été désinfectée, mais les animaux, avant l'abattage, et la viande ensuite, ont pu
souiller les locaux et y déposer les germes de maladies
infectieuses. Ces germes sont entraînés à l'égout par les
eaux, lors des lavages pratiqués chaque jour, il est vrai,
mais les germes ne sont pas détruits et peuvent aller contaminer les animaux des villages voisins, qui viendront
s'abreuver aux ruisseaux, où tombent les égouts de Clermont-Ferrand.

De même sur les marchés, si un animal est atteint d'une
maladie contagieuse et qu'il n'y ait pas désinfection,
d'autres animaux venant stationner ensuite sur l'emplacement occupé précédemment par l'animal malade, il y a
beaucoup de chance pour que la propagation du mal se
fasse rapidement.

Pour empêcher cette propagation, nous ne pouvons que
conseiller les mesures adoptées depuis longtemps aux
abattoirs de Paris et au marché aux bestiaux de la Vil-
lette.

Au début, on employait l'acide phénique comme agent
de désinfection, mais son odeur persistante, la difficulté
de le mélanger à l'eau et la couche grasse qu'il laissait sur
le pavé amenèrent à chercher un autre désinfectant et, à
partir du 1er août 1888, on employait le crésyl.

Le crésyl est un produit très complexe, mais surtout
riche en acide crésylique (50 0/0) et en naphtaline (20 0/0) ;
il est soluble dans l'eau en toutes proportions et moins
cher que l'acide phénique ; il a en outre l'avantage de
n'être point toxique ; il semble donc tout indiqué.

La désinfection des marchés peut se faire au moyen de
tonneaux d'arrosage ; à l'abattoir, on se servirait pour les
étaux, les porcheries et les étables, d'une pompe aspirante
et foulante se déplaçant à volonté.

CIMETIÈRE.

Le cimetière de Clermont-Ferrand est situé au Nord-Est de la ville, à 900 mètres environ du centre d'agglomération (la Cathédrale) et à 20 0mètres de la limite extérieure de cette agglomération.

Avant l'année 1840, il se composait seulement de terrains situés sur la rive droite de la Tiretaine, désignés actuellement sous les noms de cimetière ancien et d'ancien (partie centrale). En 1840, il fut augmenté d'une portion triangulaire qui l'agrandit d'un tiers et qui fut appelée nouveau cimetière.

En 1870, on fit l'acquisition, pour les sépultures communes, d'un terrain situé sur l'autre rive de la Tiretaine et qui prit le nom de cimetière Belle-Ombre (ancien pré Bardinon).

En 1883, on fit une nouvelle annexe et, en 1885, on acheta le pré Bertrand qui s'appela cimetière Chanteranne.

De cette considérable augmentation, une seule partie est occupée actuellement et, ce sera seulement au fur et à mesure des besoins que le reste sera utilisé.

D'après la répartition arrêtée par l'Administration, les diverses parties du cimetière recevront les affectations suivantes :

1° Toute la partie située sur la rive droite du ruisseau comprenant : C. ancien, C. ancien partie centrale, C. nouveau et annexe, sera réservée aux concessions particulières ;

2° Toute la rive gauche, C. Chanteranne et C. Belle-Ombre, sera destinée aux sépultures communes, le premier pour les grandes personnes, le deuxième pour les enfants au-dessous de 12 ans.

La superficie totale du cimetière se décompose ainsi :

C. ancien et partie centrale............... 14.900 m²

C. nouveau........................... ... 6.560

C. annexe............................ 5.200

Total.......... 26.660 m²

Les allées, plates-bandes occupent dans ces diverses parties une superficie de.................... 13.775 m² il ne reste pour la surface réservée aux caveaux et aux concessions en pleine terre que.............. 12.885 m²

Le développement des allées dans cette partie du cimetière atteint près de 3,000 mètres de longueur. Il y aura place environ pour 2,000 concessions, dont 1,500 occupées en ce moment.

La moyenne annuelle des inhumations dans les caveaux ou concessions est de :

Grandes personnes.............. 175

Enfants au-dessous de 12 ans.... 45

Soit.......... 220

La rive gauche affectée aux sépultures communes présente la superficie suivante :

Cimetières Chanteranne et Belle-Ombre.... 37.100 m²

Allées, petites allées, plates-bandes........ 21.685

Soit pour le terrain fouillé.............. 15.415 m²

Le développement des allées atteint environ 6.300 m

La moyenne annuelle des inhumations en sépultures communes est la suivante :

Grandes personnes............. 600

Enfants au-dessous de 12 ans.... 250

D'après le projet d'aménagement, il pourra être inhumé en sépultures communes :

Grandes personnes.......... 7.000

Enfants.................. 3.300

sans qu'il soit nécessaire de procéder à une reprise d'emplacement.

Les Israélites ont un emplacement réservé au Nord du cimetière.

Dans la partie située sur la rive droite de la Tiretaine et comprenant C. ancien, C. ancien partie centrale, et C. nouveau, le terrain est formé d'une couche de terre végétale de 1 mètre à 1ᵐ 50 d'épaisseur, reposant sur des bandes de calcaire.

Dans l'annexe, le sol est fait de remblais, débris de matériaux provenant de décharges publiques.

Sur la rive gauche, Chanteranne et Belle-Ombre ont un sol représenté par une couche de terre végétale de 1ᵐ 50 à 2 mètres et au-dessous de la terre glaise. Le terrain a été surélevé de 2 mètres à 3 mètres, de sorte que ce seront les décharges publiques, les remblais, qui recevront les corps.

LABORATOIRE MUNICIPAL.

Dans la séance du Conseil municipal du 11 juin 1889, MM. LEDRU, CHAUMONT, MONTEL, ARNAUD, DALBINE, LÉCUELLÉ et DELLESTABLE soumirent à l'approbation du Conseil municipal, un vœu tendant à la création d'un Laboratoire municipal.

M. DELLESTABLE fut nommé rapporteur et voici en quels termes la Commission conclut dans son rapport :

« Il ne suffit pas d'assurer la sécurité des habitants par une police bien faite ; il ne suffit pas d'élargir les rues, de construire des égouts, de faire circuler partout l'air et l'eau, il faut encore et surtout garantir, avec un soin jaloux, la bonne qualité des marchandises de consommation.

» Il est d'ailleurs inutile d'insister sur cette vérité, qu'il n'y a pas de dépenses plus productives pour une ville que celles qui servent à améliorer son hygiène. »

Le Conseil adopta les conclusions de ce rapport à l'unanimité.

Cette délibération du Conseil municipal fut approuvée
par le Préfet le 6 janvier 1890, et depuis, le Laboratoire fut
établi dans un local dépendant de l'Hôtel-Dieu et de
l'École de médecine, sous la direction de M. Gros, chef
des travaux chimiques.

Les analyses faites au Laboratoire sont de deux sortes :
Les unes gratuites, celles des produits prélevés par les
soins de MM. les Commissaires de police ;

Les autres payantes, celles des produits déposés par le
public.

Dans sa séance du 10 mars 1891, sur la proposition de
M. le Maire, le Conseil municipal vota la création de carnets d'abonnement, donnant droit à des réductions très
importantes sur les prix du tarif du Laboratoire.

Un autre avantage que présentent ces carnets aux abon-
nés, est de permettre à ces derniers, et cela très économi-
quement, grâce au concours gratuit de MM. les Commissaires de police, d'établir juridiquement l'identité de
nature ou d'état entre la marchandise analysée et la marchandise expédiée.

Pendant l'année 1890, le Laboratoire a été appelé à
donner son avis sur 197 échantillons de produits alimentaires ; 111 furent déclarés bons, 86 mauvais, d'où une
proportion d'environ 44 0/0 de produits mauvais.

Les échantillons mauvais de lait donnent une proportion
de 50 0/0
Les échantillons mauvais de vin donnent une
proportion de 33 0/0
Les échantillons mauvais de vinaigre donnent
une proportion de 93 0/0
Les échantillons mauvais de poivre donnent
une proportion de 50 0/0
Les échantillons mauvais de sirop donnent
une proportion de 100 0/0

Ces résultats, comme le faisait remarquer si judicieuse-
ment M. Gros dans son rapport de fin d'année, ne doivent

pas être interprétés défavorablement pour notre commerce local, puisque toutes ces analyses ont été faites sur des échantillons déjà soupçonnés de mauvaise qualité.

Pendant les six premiers mois de l'année 1891, deux cent cinquante et un échantillons de produits alimentaires furent soumis à l'analyse :

175 furent déclarés bons;
76 furent déclarés mauvais,

d'où une proportion de 30 0/0 de produits mauvais.

Mais on peut voir déjà les bons résultats que peut donner le Laboratoire dans la diminution de 14 0/0 de produits mauvais.

Les échantillons mauvais de lait sont tombés à... 28 0/0
— — de vin — ... 24 0/0
— — de vinaigre — ... 75 0/0
— — de poivre — ... 44 0/0

Le Laboratoire a été chargé, en outre, de quelques analyses demandées par M. le Vice-Président de la Commission d'hygiène du Puy-de-Dôme.

Parmi les plus importantes, il faut citer les analyses chimiques et bactériologiques des eaux d'alimentation de la ville, prises à Royat.

Ces dernières analyses ont été faites par M. Gros, en collaboration avec notre confrère, le docteur Bouchereau, médecin-major de 2e classe, qui a bien voulu mettre au service du Laboratoire municipal sa compétence toute spéciale en bactériologie.

COMITÉS DE SECOURS.

Deux Sociétés de secours sont représentées à Clermont-Ferrand : la Société de Secours aux blessés des armées de terre et de mer et l'Union des Femmes de France. Ce sont ici deux comités féminins qui déploient une réelle activité pour se mettre à la hauteur de leur mission. Qu'il s'agisse d'infirmerie de gare, ou d'ambulance urbaine, les locaux sont indiqués, le personnel désigné, le matériel préparé ou promis par conventions formelles.

Chaque année, pendant la saison d'hiver, des conférences et des cours sont faits par les médecins de la ville et les médecins de l'armée, pour enseigner à chacun son rôle et préparer les sociétaires à leurs fonctions d'infirmiers.

Nul doute qu'au jour voulu, la ville de Clermont ne soit en mesure de faire face à toutes les éventualités.

MORBIDITÉ

INTRODUCTION.

Dans le plan que nous nous sommes tracé, après l'étude des éléments qui caractérisent un climat, nous avons réservé un chapitre à l'étude de la morbidité dans cette ville, c'est-à-dire au dénombrement des maladies qui y règnent, à leur fréquence, au chiffre de leurs atteintes et aux particularités qu'elles peuvent présenter au point de vue clinique. A propos de chacune des principales maladies, nous formulerons quelques prescriptions prophylactiques, telles qu'elles sont édictées par les corps savants.

L'utilité de l'hygiène publique n'est plus à démontrer et la conviction semble faite dans la majeure partie des esprits. Si quelques doutes restaient chez les sceptiques endurcis, nous ne pourrions mieux faire, pour vaincre ces dernières hésitations, que de citer un extrait du remarquable mémoire de M. HENRI MONOD, sur les mesures sanitaires en Angleterre depuis 1875 et leurs résultats.

Dans un rapport au *Président du Local government board*, daté d'avril 1886, le Directeur du Service de Santé, M. le Dr BUCHANAN, s'exprimait ainsi :

« En Europe, les collectivités qui ont défendu contre toute contamination le sol, l'eau et l'air n'ont rien ou n'ont que peu de choses à craindre du choléra, fût-il importé

9

chez elles, tandis que le danger est des plus graves pour les localités qui ne sont point assainies. »

Comme M. Brouardel, le Dᵣ Buchanan déclare que les mesures prises contre le choléra, servent à prévenir également les autres maladies. La preuve en est faite au point de vue de la fièvre typhoïde, dont la décroissance continue à être constatée en Angleterre.

Dès 1832, après le choléra, on se préoccupa de l'état sanitaire du pays. Lorsqu'on voulut connaître le bilan de l'épidémie cholérique, on s'aperçut que les décès n'étaient pas même enregistrés partout.

En 1837, l'enregistrement civil des décès est ordonné. En 1839, on organise le service d'information sur les causes de décès, l'âge et la résidence des décédés.

On vit ainsi quelles étaient les contrées les plus insalubres, les maladies les plus meurtrières, bientôt enfin, on arriva à cette conclusion que les travaux d'assainissement abaissaient singulièrement la mortalité, surtout ceux relatifs à l'adduction d'eau potable, pure et saine, et à l'enlèvement des matières usées.

De 1850 à 1870, le gouvernement anglais sanctionne environ pour 200 millions d'impositions extraordinaires consacrées à l'assainissement.

En 1871, on constitue le *Local government board*, direction générale de l'assistance et de l'hygiène publiques. En 1875, on vote la loi pour la protection de la santé publique, et lord Disraeli prononce à la Chambre des Communes ces paroles mémorables :

« La santé publique est le fondement sur lequel repose le bonheur du peuple et la puissance de l'État; ayez le plus beau des royaumes, des citoyens intelligents et laborieux, des manufactures prospères, une agriculture productive; que les arts fleurissent, que le sol se couvre de palais et de temples; pour défendre tous ces biens, ayez une forte armée, une marine florissante, si la population reste stationnaire, si, chaque année, elle diminue en nom-

bre, en stature, en vigueur, la nation dépérit. C'est pourquoi j'estime que le souci de la santé publique est le premier devoir d'un homme d'État. »

Voilà donc la pratique Angleterre, ainsi que nous disons
en France, qui entre hardiment dans cette voie de l'hygiène, qui y apporte ses capitaux sans compter. Trois milliards au moins en 15 années et elle en est récompensée
par une diminution progressive de la mortalité.

De 1866 à 1875, la mortalité moyenne était de 22,35 pour
1000 habitants; elle tombe dans les six dernières années à
environ 18 pour 1000.

FARR, dans son livre *Vital statistics*, estime à 3,875
francs, la valeur moyenne de la vie humaine en Angleterre. Si l'on admet que la mortalité de 1880 à 1889 eût été,
sans l'hygiène publique, la même que celle de 1866 à 1875,
on eût eu 858, 591 décès de plus : soit trois milliards d'é-
conomie en dix ans, sans entrer dans les considérations
morales. Ce long emprunt à la communication de M. Mo-
NOD nous a paru nécessaire pour montrer à nos lecteurs
français l'utilité des recherches que nous faisons dans ce
travail, recherches que la rareté des documents officiels
rend difficiles. Ainsi, la mairie de Clermont-Ferrand ne
garde point note des causes de mort; le nombre des décès,
l'âge, le sexe des décédés y sont dûment inscrits, mais non
la maladie, cause du décès.

Nous aurons, comme documents dans l'étude des maladies à Clermont-Ferrand, 19 années de statistique des
salles civiles de l'Hôtel-Dieu, corroborées par 19 années
de statistique des salles militaires, ainsi que la statistique
sanitaire, d'après les relevés généraux des années 1886,
1887, 1888, 1889 et 1890, dressés à l'aide des bulletins bi-
mensuels, fournis par la municipalité de Clermont-Ferrand, en conformité de la circulaire ministérielle du 26
octobre 1885 et que nous devons à l'obligeance de M. Mo-
NOD, le savant directeur du bureau de l'hygiène publique,
au Ministère de l'Intérieur.

Voici d'après ces documents, le tableau de la mortalité clermontoise, pendant cinq années.

Causes	1886	1887	1888	1889	1890
Fièvre typhoïde	68	20	45	43	16
Variole	2		3	0	1
Rougeole	0	38	1	4	4
Scarlatine	0	6	10	6	6
Coqueluche	0	11	4	6	0
Diphtérie	0	4	17	28	31
Phtisie pulmonaire		95	84	44	62
Autres tuberculoses	?	48	35	47	1
Tumeurs	?	13	14	21	17
Méningite simple	?	24	29	23	29
Congestion, hémorragie cérébrale	?	61	51	51	49
Paralysie sans causes indiquées	?	24	17	10	18
Ramollissement cérébral	?	17	10	5	9
Maladies organiques du cœur	?	123	91	90	74
Bronchite aiguë	?	69	86	189	153
Bronchite chronique	?	94	42	24	37
Pneumonie	?	73	87	89	123
Diarrhée, gastro-entérite	5	7	9	6	47
Fièvre et péritonite puerpérales	?	17	13	11	13
Autres affections puerpérales	?	4	0	3	0
Débilité congénitale	?	105	105	74	68
Sénilité	?	9	129	114	91
Suicides	?	9	7	13	8
Autres morts violentes	?	14	11	6	2
Autres causes	?	84	58	130	285
Causes inconnues	?	145	59	10	10

Fièvre Typhoïde.

Le fièvre typhoïde est endémique à Clermont-Ferrand et pour l'affirmer, il suffit de jeter un coup d'œil sur les chiffres suivants pris à l'Hôtel-Dieu de cette ville, tant dans les salles militaires que parmi les malades civils.

ANNÉES	SALLES CIVILES		SALLES MILITAIRES	
	Entrées	Décès	Entrées	Décès
1872	74	10	40	5
1873	65	7	68	8
1874	53	8	70	19
1875	36	7	33	6
1876	30	8	40	4
1877	72	13	231	37
1878	35	10	77	17
1879	26	6	42	7
1880	28	6	14	6
1881	28	11	41	6
1882	26	11	47	5
1883	18	3	25	3
1884	18	6	20	2
1885	27	4	7	1
1886	92	9	337	37
1887	38	11	12	6
1888	26	4	79	9
1889	24	4	46	2
1890	19	3	12	3
Totaux...	735	141	1241	183

La statistique sanitaire dressée au Ministère de l'Intérieur donne pour les cinq années 1886, 1887, 1888, 1889, 1890, cent-vingt-neuf décès pour fièvre typhoïde à Clermont-Ferrand, ce qui fait, en moyenne, cinq décès par an pour 10,000 habitants, proportion assez fâcheuse, si on la compare à celle des autres villes de notre pays. La statistique comprenant les trois années 1886, 1887 et 1888, avec une moyenne de sept décès pour 10,000 habitants, classait notre ville au cinquante-cinquième rang pour la mortalité typhoïde, parmi les villes ayant fourni des résultats comparatifs, c'est-à-dire que, dans cinquante-quatre villes de France seulement, sur cent quatre-vingt-quinze, la mortalité typhoïde est plus sévère qu'à Clermont-Ferrand.

Les grandes villes réputées dangereuses, à ce point de vue, sont presque toutes moins éprouvées ; Paris, Lyon, Lille, Saint-Etienne, Reims, etc... sont plus favorisées que nous. Il est vrai que la statistique est faussée par ce fait que 1886 représente pour nous une année d'épidémie, et si nous supprimions cette année, en ajoutant deux années normales, 1889 et 1890, nous obtiendrions, pour ces quatre années, une moyenne de 3,3 décès annuels pour 10,000 habitants et le numéro 142 dans l'échelle de la mortalité sur les 195 villes qui figurent dans la statistique.

Quoi qu'il en soit, la fièvre typhoïde existe à Clermont à l'état permanent et peut par conséquent, sous l'influence de causes que nous étudierons plus loin, revêtir le caractère épidémique. Il y a là une menace constante, contre laquelle il faut se défendre. On a dit avec raison que la fièvre typhoïde était la pierre de touche de la salubrité d'une ville et que, dans toute ville assainie, elle ne se montrait que très exceptionnellement et par cas isolés.

Londres ne perd que 1,7 typhiques sur 10,000 habitants, tandis qu'à Clermont-Ferrand la proportion, en acceptant la moyenne de ces quatre dernières années, serait encore du double pour le même nombre d'habitants.

Etudions donc les causes de cette morbidité et cherchons les moyens de la diminuer.

La question de l'origine de la fièvre typhoïde est complexe et, malgré les intéressantes découvertes des dernières années, elle est encore entourée de quelques nuages. Toutefois, il semble possible d'admettre, à l'heure présente, que le germe typhique est en nous, que « certains microbes familiers à l'économie, ainsi que le dit excellemment M. le médecin-inspecteur ARNOULD (Revue d'Hygiène du 20 avril 1891), habituellement inoffensifs, peuvent devenir infectieux et typhogènes, lorsque le terrain nourricier humain acquiert certaines propriétés, où que la cellule animale en perd de celles qui lui sont normales... » Cette doctrine, qui a déjà pour elle certains appuis (MM. WERNICK, RODET, ROUX, BABES), explique d'une façon séduisante l'origine des cas sporadiques (1).

Mais ce microbe que nous portons en nous, que ce soit le *bacillus coli communis* ou tout autre, une fois devenu pathogène et ayant pris sa forme infectieuse, s'étant, en un mot, converti en bacille d'Eberth-Gaffky peut alors devenir le point de départ d'une épidémie ; il suffit pour cela qu'il soit déposé dans le sol où il peut vivre quelques mois (DESCHAMPS et GRANGER, TRYDE et SALOMONSEN), dans l'eau, où son existence paraît plus précaire, pour être livré à l'absorption d'un groupe d'individus, soit mêlé à l'eau potable, soit soulevé avec les poussières atmosphériques. L'eau souillée par les matières fécales, par des matières organiques en décomposition, l'eau de pluie chargée de détritus organiques, l'eau stagnante des marais, quand même le bacille typhique y ferait défaut, peuvent également, semble-t-il, être des agents typhogènes.

Il y a donc, si l'on peut s'exprimer ainsi, deux façons d'envisager l'étiologie de la fièvre typhoïde. Au point de vue des cas sporadiques, ce qui est du ressort de l'hygiène individuelle et au point de vue des épidémies, étude qui appartient à l'hygiène publique, la seule qui nous occupe en ce moment.

(1) Les recherches, entreprises depuis 1887 au laboratoire de médecine expérimentale de Lyon, tendent à établir que le *bacillus coli communis* est le microbe pathogène de la fièvre typhoïde et que le bacille d'EBERTH-GAFFKY n'en serait qu'une variété. M. RODET et M. G. ROUX ont trouvé dans les eaux incriminées le *bacillus coli communis*, sans y trouver celui d'EBERTH. Dans les selles des typhoïdiques, ils ont trouvé le même bacille à l'état de pureté et ils ont vu, dès la première culture, ce bacille présenter des caractères du bacille d'EBERTH. Ce dernier ne serait donc que le *bacillus coli communis* modifié par l'organisme humain. Ces recherches donnent un appui considérable à l'étiologie de la fièvre typhoïde, telle que la comprend MURCHISON.

Ainsi que l'a dit M. le professeur BROUARDEL, à propos
de l'épidémie de Pierrefonds, les germes typhogènes sont
communiqués à l'homme de différentes manières : par
l'air, dans certaines conditions d'humidité, par le contact
direct avec les malades, par le transport d'aliments à la
bouche par des mains souillées et par l'eau alimentaire.
Le rôle de l'eau potable semble de beaucoup le plus important par la dissémination rapide des germes et leur
pénétration dans le plus grand nombre d'organismes.
Pour ne retenir que l'action de l'air et celle de l'eau, les
seules qui rentrent dans le cadre de cette étude, il y a
une disproportion énorme dans le rôle de ces deux éléments : Tandis que l'air contaminé n'impressionne que les
sujets situés dans le voisinage immédiat des foyers infectieux, l'eau transporte au loin les germes qu'elle contient.
Aussi voyons-nous les grandes épidémies, celles qui frap-
pent toute une population, provenir de la souillure des
eaux potables.

Depuis que la capitale de l'Autriche-Hongrie a remplacé,
comme eau alimentaire, l'eau du Danube par de l'eau de
source, la fièvre typhoïde y a presque disparu. La mortalité de ce chef, qui, de 1851 à 1858 était de 2 1/2 environ pour mille habitants, est tombée, après les travaux
de canalisation exécutés en 1859, à 1 1/2 pour mille. Enfin,
en 1874, grâce à la distribution d'eau de source, elle descend à 0,58 pour mille. Depuis lors, par une diminution
constante, elle est réduite à 0,11 pour mille.

A Francfort-sur-le-Mein, la mise en pratique du « Tout
à l'égout », l'alimentation en eau de source eurent également une influence remarquable sur la morbidité typhoïde
(SOYKA).

A Auxerre, une épidémie formidable fut déterminée
par la souillure de l'eau d'alimentation (DIONIS DES CAR-
RIÈRES).

A Paris, chaque fois que la substitution d'eau de rivière à l'eau des sources est nécessitée par raisons majeu-

res, le chiffre des fièvres typhoïdes s'élève (RÉGNIER, BROUARDEL).

M. VAILLARD, agrégé au Val-de-Grâce, apporte à l'origine hydrique de la fièvre typhoïde l'appoint de faits précis : Dans cinq épidémies militaires, à Melun en 1889, à Cherbourg en 1888, à Mirande, à Bourg-en-Bresse, à Châtellerault la même année, il retrouve le bacille d'EBERTH dans les eaux que buvaient les troupes.

Nous pourrions à l'infini multiplier les exemples, nous n'en donnerons plus qu'un dont nous puisons les éléments dans les diverses communications faites par M. le médecin-major SCHNEIDER, attaché à la direction du service de santé au Ministère de la Guerre. Depuis que M. le MINISTRE DE LA GUERRE s'est préoccupé d'assurer la distribution d'eau pure, en quantité suffisante, aux troupes de nos diverses garnisons, la réduction du nombre des cas de fièvre typhoïde, en 1890, a été de moitié sur les moyennes de 1886-1887 et d'un tiers sur le nombre des décès ; soit 3,491 malades au lieu de 6,881 et 572 décès, au lieu de 864. Cette œuvre de prophylaxie se poursuit et le jour n'est pas éloigné où, les fosses fixes des casernes étant remplacées partout, soit par des tinettes mobiles, soit par le « tout à l'égout », où toutes les eaux alimentaires distribuées aux troupes étant des eaux de source ou de l'eau filtrée avec des appareils offrant toute sécurité, la fièvre typhoïde deviendra de moins en moins fréquente dans l'armée et, si elle s'y montre par ci par là, en quelques cas sporadiques, elle n'y sévira plus avec les épidémies massives d'autrefois. C'est à M. DE FREYCINET, secondé par la direction du service de santé au Ministère de la Guerre, que nous devons cet immense pas en avant.

L'épidémie de 1886 à Clermont était-elle d'origine hydrique ? Les meilleurs esprits ont été partagés sur cette question et nous n'avons pas la prétention de venir la trancher après coup.

Les uns, la majorité des médecins de Clermont-Fer-

rand, invoquaient les conditions d'insalubrité générale
inhérentes à la ville, l'infection du sous-sol par les fosses
d'aisance, la canalisation incomplète des égouts, l'existence de cloaques, l'infection du ruisseau des Tanneurs,
celle des prairies de Rabanesse par les égouts de l'Hôtel-
Dieu.

MM. BROUARDEL et CHANTEMESSE, avec la minorité
des médecins de Clermont-Ferrand, répondaient par des
faits qu'ils jugeaient décisifs : le début, la diffusion brus-
que de l'épidémie, son extension à la ville de Montferrand,
ses recrudescences coïncidant avec la présence de typhiques à Royat, en des lieux qui expliquent la souillure des
eaux potables de Clermont-Ferrand. Le bacille d'EBERTH
a même été trouvé dans un réservoir alimenté par l'eau de
la ville.

De quelque côté que soit la vérité, cette intéressante
discussion est féconde en enseignements.

Dans cette vieille cité gauloise, habitée par des générations successives depuis tant d'années, le sous-sol est
profondément souillé et imprégné de matières animales
en décomposition. L'insuffisance des égouts, l'absence
complète de latrines dans un grand nombre de maisons,
la non-étanchéité des fosses dans les habitations qui en
possèdent et leur voisinage avec certains puits, certaines
sources, où l'on puise de l'eau à boire, le mauvais entretien des conduites de l'eau alimentaire, qui a pu permettre
leur contamination dans certaines parties de leur trajet,
de nombreuses causes concourent d'une part à entretenir
l'infection du sous-sol, et, d'autre part, à favoriser la
pollution des eaux alimentaires. Nous trouvons donc tous
les éléments nécessaires à l'éclosion de la fièvre typhoïde
et à sa diffusion.

Quel remède opposer à cet état de choses ?

1° Assurer dans les villes de Clermont-Ferrand et de
Montferrand la distribution d'une eau pure et abondante,
mise à l'abri de toute souillure, tant dans ses lieux de

captage que dans son parcours. Donner assez d'eau potable aux habitants pour qu'ils s'abstiennent d'en puiser
dans les puits ou les sources particulières et qu'ils ne
boivent que de l'eau municipale.

Si, malgré ces précautions, une épidémie éclate et qu'il
soit avéré que les eaux potables sont infectées, l'usage de
filtres, tels que le filtre CHAMBERLAND, s'imposera pour
arrêter les germes. Il conviendra également que chaque
médecin prescrive la désinfection des selles des malades,
avant leur projection dans les latrines. Une solution de
sulfate de cuivre ou de chlorure de zinc permettra d'ac-
complir, à bon marché, cette mesure de préservation.

2° Achever le réseau des égouts et le perfectionner
suivant les indications données plus haut (Chapitre des
égouts).

3° Imposer aux établissements publics, où habitent des
collectivités, un ensemble de mesures préventives : en première ligne, établissement de fosses d'aisance réellement
étanches où de tinettes mobiles. Séparation des fosses des
égouts par le système des siphons ou tout autre équiva-
lent.

Au Grand Lycée, amélioration des dortoirs, au point de
vue de l'encombrement possible et de l'aération insuffisante (Dr NIVET), réfection des latrines.

Dans les casernes, les mesures de prophylaxie sont appliquées dans la mesure du possible, en tenant compte
des nécessités militaires. L'adoption des tinettes mobiles
pour les différents casernements est en cours d'exécution.

4° Enfin, quand les travaux de réparation des égouts
mettent au jour des boues fétides, dont l'odeur trahit la
nocivité, peut-être pourrait-on les désinfecter *grosso modo*
avec un antiseptique à bon marché, tel que le sulfate de
fer, le chlorure de zinc et même de l'eau tout simplement,
pour rendre les germes plus fixes et ne point leur permettre de s'élever à l'état de poussière.

La fièvre typhoïde est surtout fréquente, à Clermont-

Ferrand, durant les mois d'août, septembre, octobre et novembre.

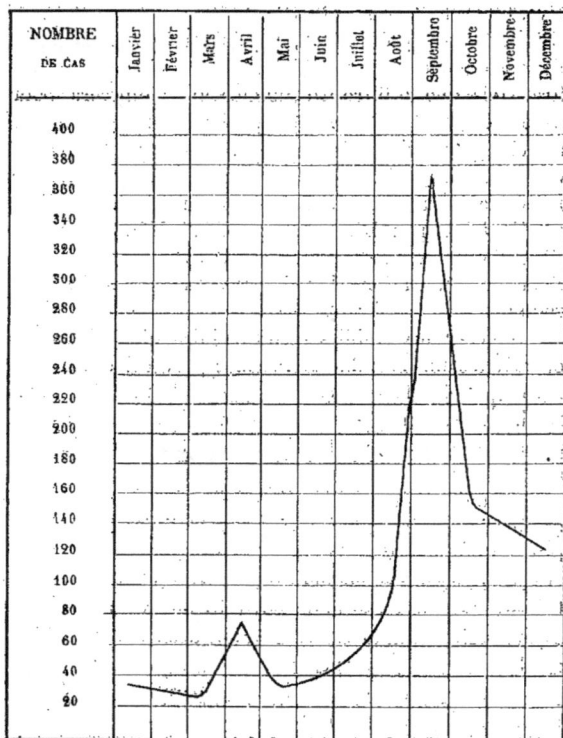

NOMBRE DE CAS	Janvier	Février	Mars	Avril	Mai	Juin	Juillet	Août	Septembre	Octobre	Novembre	Décembre
400												
380												
360												
340												
320												
300												
280												
260												
240												
220												
200												
180												
160												
140												
120												
100												
80												
60												
40												
20												

Les maxima ont toujours été observés en septembre.

Il y a peu de chose à dire de particulier au sujet de sa forme clinique, si ce n'est que, maintes fois, la maladie a présenté des recrudescences régulières qui semblaient révéler le mélange d'un élément palustre (BARBERET, BOURGADE, FREDET, LEDRU, NIVET); c'est dire que la médication quinique est ici le plus souvent indiquée.

De même, dans la majorité des cas, des complications pulmonaires se produisent qui restreignent, dans une certaine mesure, l'usage des bains froids.

Cependant, dans cet ordre d'idées, il serait imprudent de poser une règle, et le médecin est seul juge de l'opportunité de telle ou telle thérapeutique.

Dans certaines épidémies, M. le médecin principal BARBERET obtint, grâce à l'usage de la quinine, une mortalité relativement faible, 8 0/0, en proscrivant complètement les bains froids; dans une autre, au contraire, et pas la moindre, M. le médecin principal DU CAZAL eut à se louer de l'emploi presque général de la méthode de Brand mitigée.

Cette apparente contradiction est la confirmation de ce précepte que, chaque épidémie, chaque maladie même, présente des indications spéciales que le médecin traitant peut seul apprécier.

ROUGEOLE.

La rougeole tient ici, comme dans la plupart des villes de France, une place élevée dans la morbidité. Le tableau suivant nous donne le chiffre des entrées pour rougeole dans les salles civiles et militaires de l'Hôtel-Dieu pendant dix-neuf années.

ANNÉES	Civils	Militaires	ANNÉES	Civils	Militaires
1872	0	0	Report...	17	202
1873	1	3	1882	2	9
1874	3	1	1883	0	27
1875	6	66	1884	3	52
1876	0	2	1885	3	12
1877	0	7	1886	0	0
1878	5	71	1887	6	107
1879	0	1	1888	5	36
1880	1	8	1889	2	25
1881	1	43	1890	4	61
A reporter..	17	202	Totaux...	42	531

On serait frappé du petit nombre des entrants pour rougeole dans les salles civiles, si l'on ne songeait que cette affection étant généralement bénigne, les malades se font soigner à domicile. Ainsi, dans certaines années, comme 1878 et 1887, où la maladie a pris en ville un développement assez considérable, l'hôpital civil n'a reçu que fort peu de sujets atteints par elle.

Elle n'en constitue pas moins un des éléments importants de la morbidité. En 1887, la statistique municipale enregistre trente-huit décès pour rougeole ; si l'on admettait la proportion d'un décès pour cent atteints, on arriverait à un chiffre considérable de malades. C'est généralement durant les mois d'hiver et de printemps qu'elle atteint son plus grand développement, et sa courbe mensuelle est la suivante :

NOMBRE	Janvier	Février	Mars	Avril	Mai	Juin	Juillet	Août	Septembre	Octobre	Novembre	Décembre
90												
80												
70												
60												
50												
40												
30												
20												
10												

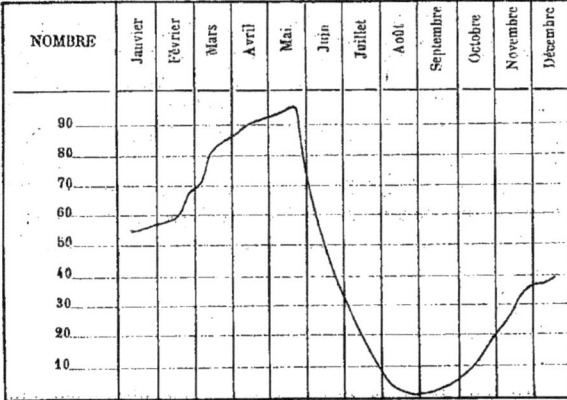

Bien que souvent inoffensive, la rougeole ne laisse pas que de mettre parfois la vie en danger et de déterminer même une certaine mortalité qui a été, par exemple, pour nos 531 militaires atteints en dix-neuf années, de 6 décès. Les cas graves proviennent, en général, d'une complication de broncho-pneumonie, qui donne un caractère sérieux à la maladie. Il semble qu'il y ait là plutôt une infection additionnelle (BARD, RICHARD, SEVESTRE......) qu'une simple complication, et la prophylaxie, qui consiste surtout dans l'isolement des malades, doit être bien plus sévère dans les cas de rougeole avec broncho-pneumonie, que dans ceux de rougeole pure.

En somme, la rougeole fait en France annuellement de trois à six mille victimes dans les cent quatre-vingt-quinze villes au-dessus de 10,000 habitants, presque autant que la fièvre typhoïde et plus que la variole (BARD, *Revue d'Hygiène*, 20 mai 1891), et il importe de s'en préoccuper. Malheureusement, la rougeole paraît peu influencée par les mesures sanitaires générales et sa prophylaxie est bien incomplète.

Les prescriptions prophylactiques à employer dans les collectivités où la rougeole éclate, sont celles-ci :

1° Isolement des sujets malades pendant 25 jours à partir du début probable de la maladie ;

2° A la fin de cette période, prescrire quelques bains savonneux ;

3° Désinfection, à l'étuve, des vêtements que portait le malade au début de l'affection, ainsi que de la literie ;

4° Aération des locaux et désinfection à l'acide sulfureux.

VARIOLE.

En consultant les tableaux de la morbidité clermontoise pendant une vingtaine d'années, à l'Hôtel-Dieu, tant dans la population civile que dans les salles militaires, on constate qu'il s'est passé peu d'années sans que la variole fît son apparition dans cette ville.

ANNÉES	Civils atteints	Militaires atteints	ANNÉES	Civils atteints	Militaires atteints
1872	1	0	Report...	415	183
1873	1	0	1882	15	17
1874	1	1	1883	0	3
1875	1	3	1884	0	1
1876	0	2	1885	9	3
1877	0	6	1886	4	0
1878	61	102	1887	112	59
1879	12	37	1888	12	4
1880	8	0	1889	4	1
1881	60	32	1890	11	12
A reporter..	415	183	Totaux...	312	283

Les années 1878, 1879, 1881, 1882, 1887 et 1890 sont marquées par des épidémies d'intensité différente, dont

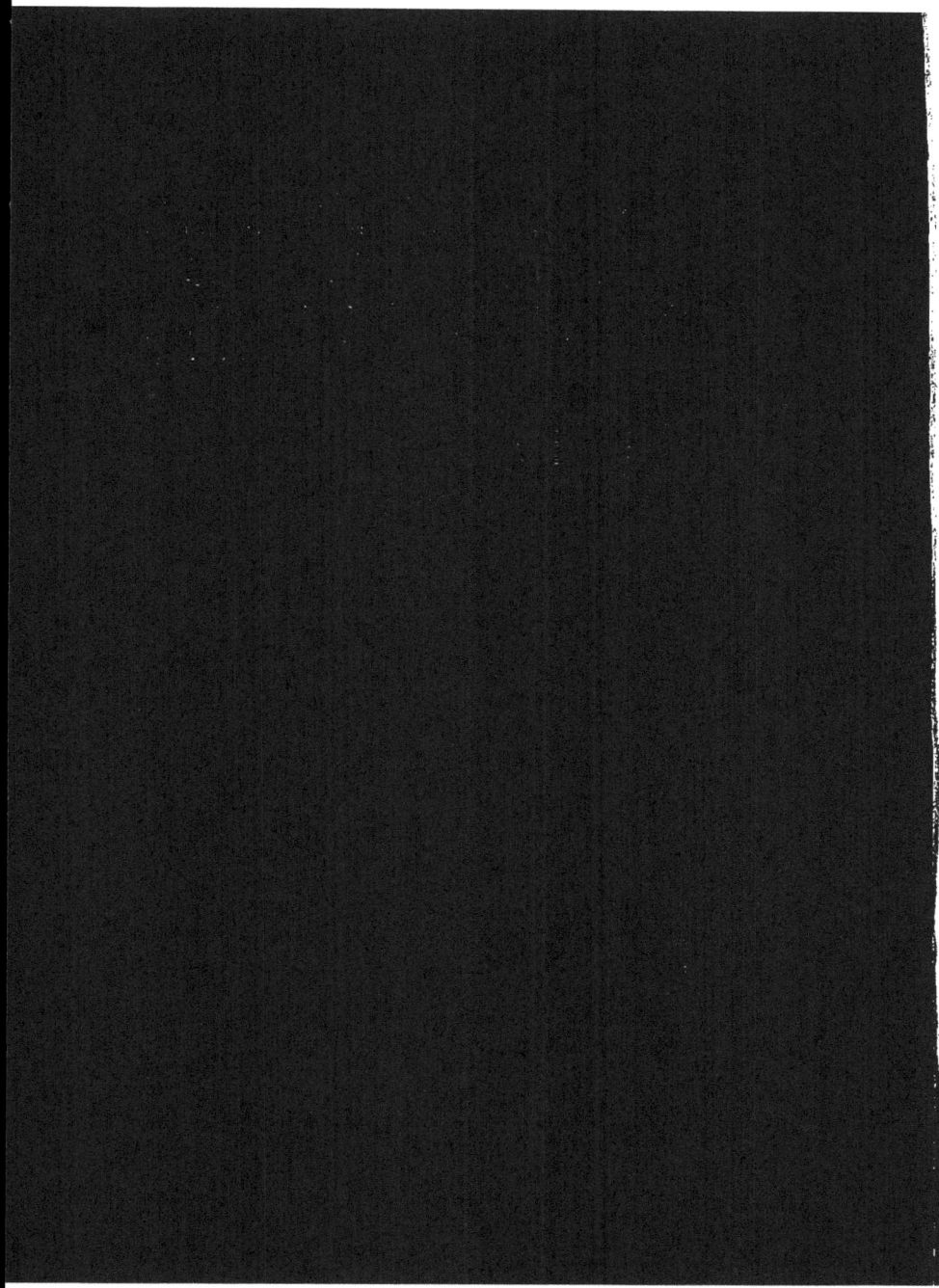

hasard pour déterminer une épidémie. Rester exposés à ce danger, alors qu'il existe un moyen prophylactique assuré, paraît impossible et il est à supposer que la vaccination obligatoire s'imposera dans un avenir prochain. L'exemple de l'armée est bien fait pour engager l'Administration civile dans cette voie. Des efforts considérables ont été faits, surtout dans ces dernières années, pour généraliser les revaccinations dans l'armée. A l'heure actuelle, partout on utilise le vaccin animal, préparé dans des centres vaccinifères et les opérations sont recommencées jusqu'à ce qu'elles aient donné un chiffre suffisamment élevé de succès. Grâce à ces mesures, il est à espérer que, dans notre armée, comme dans l'armée allemande, la variole deviendra une rareté.

Dès maintenant, nous pouvons citer des chiffres rassurants; jusqu'en 1879, on comptait une moyenne annuelle de 200 décès varioliques dans l'armée (ZUBER). En 1880, ce chiffre tombe à 74; il est de 41 en 1881 et de 6 en 1885.

« Cette maladie, qui est, ainsi que le dit M. l'inspecteur VALLIN, le type des maladies évitables, pourra disparaître dès que l'on aura fait passer dans nos mœurs la vaccination des adultes, comme on y a fait entrer déjà la vaccination du premier âge. » — Dr E. VALLIN (Revue d'Hygiène du 20 septembre 1887).

L'obligation légale de la vaccination et de la revaccination se traduit, dans les pays où elle existe, par des résultats remarquables; tandis qu'à Paris, où elle n'existe point, la moyenne de mortalité variolique atteint 28,9 pour cent mille habitants; à Berlin, elle n'est que de 1,6 pour le même nombre d'habitants. Dans deux pays voisins, l'Allemagne et l'Autriche, la mortalité était sensiblement égale avant l'obligation : 33,84 en Prusse, 33,23 en Autriche. L'obligation est votée en Prusse, et la mortalité tombe à 2,23, de 1875 à 1884; en Autriche, où vaccinations et revaccinations restent facultatives, le même chiffre s'élève et monte à 61,64 pour cent mille habitants.

La nécessité de la vaccination et de la revaccination rendues légalement obligatoires s'impose donc, et la question a été brillamment discutée à l'Académie de Médecine, il y a quelques mois. M. le professeur Le Fort, partisan convaincu de leur immense utilité, a néanmoins soutenu, avec le remarquable talent de parole qu'il possède, l'impossibilité de faire une loi sur l'obligation de la vaccine ; il considérerait cela comme « un attentat abominable à la liberté individuelle ». Il semble que la loi française soit coutumière de ce genre d'attentats et nul ne songe à s'en plaindre ; lorsqu'on poursuit un individu pour tel acte qui porte atteinte à la santé publique et même au bien-être de la collectivité, on viole, nous le voulons bien, la liberté individuelle, mais en tant qu'elle devient dangereuse pour les autres. Le professeur Le Fort pense que la loi, en imposant l'isolement rigoureux des varioleux, serait une protection suffisante. L'utilité de l'isolement n'est point discutable et M. L. Colin, l'un des contradicteurs de M. Le Fort, l'a démontré dans une savante étude sur l'isolement des varioleux. Mais, avant d'isoler les varioleux, peut-être vaudrait-il mieux n'en pas avoir ? Cette opinion a été fort éloquemment soutenue à l'Académie par MM. Proust, Hervieu, Brouardel, L. Colin, Dujardin-Beaumetz, et paraît être celle de la majorité de l'assemblée.

L'introduction de l'obligation de la vaccine rendra, selon toute probabilité, la variole beaucoup moins fréquente et nous arriverons à la quasi immunité dont jouissent les Allemands. Est-ce à dire pour cela qu'il ne sera point nécessaire d'isoler les varioleux ? Certainement non. L'isolement des malades et la désinfection de l'entourage et des locaux seront d'autant plus aisés que le nombre des atteints sera plus réduit (E. Vallin).

Les prescriptions prophylactiques sont ainsi résumées :

1° Vaccine gratuite et obligatoire ;

2° Faire désinfecter d'une façon complète les locaux habités par les familles dans lesquelles a sévi la variole ;

2° Obliger les propriétaires des immeubles infectés à tenir les cabinets d'aisance propres, à les faire blanchir, ainsi que les escaliers ;

4° Exiger la revaccination des enfants et des personnes voisines des lieux infectés ;

5° Rendre la revaccination obligatoire dans les écoles, les ateliers, etc., dès qu'un cas aura été constaté.

SCARLATINE.

Après la rougeole et la variole, la scarlatine compte parmi les maladies infectieuses les plus fréquentes en ce pays. Il est à remarquer que ses épidémies alternent avec celles de la variole et de la rougeole, tout en se montrant parfois en même temps que les épidémies typhoïdes.

Les complications en font une affection grave; parmi celles-ci, nous avons souvent observé la néphrite intersti-tielle, l'anasarque et, plus rarement, les angines diphté-ritiques, la pleurésie, la péricardite et la méningite. La mortalité s'est approchée, dans nos salles militaires, du chiffre de 6 0/0.

Les entrées dans les salles civiles sont fort rares pour cette maladie; dans les salles militaires, elles sont, au contraire, assez fréquentes :

ANNÉES	Civils	Militaires	ANNÉES	Civils	Militaires
1872	0	0	Report...	3	41
1873	0	0	1882	1	29
1874	1	2	1883	1	2
1875	0	0	1884	1	6
1876	0	1	1885	0	2
1877	0	0	1886	1	2
1878	0	1	1887	2	16
1879	1	1	1888	9	67
1880	0	7	1889	2	21
1881	1	29	1890	6	1
A reporter..	3	41	Totaux...	26	187

La statistique municipale enregistre une moyenne de 6,5 décès par an pour la scarlatine, ce qui représente un chiffre élevé d'atteintes.

Les 175 militaires traités en 19 années à l'hôpital mixte pour scarlatine ont présenté onze décès.

La courbe saisonnière a quelque analogie avec celle de la rougeole ; les maxima, toutefois, au lieu d'être répartis sur les quatre mois les plus froids de l'année, sont contenus presque exclusivement dans les trois mois d'hiver.

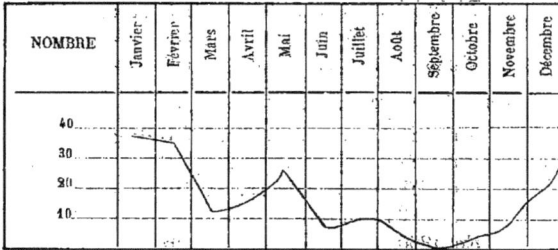

NOMBRE	Janvier	Février	Mars	Avril	Mai	Juin	Juillet	Août	Septembre	Octobre	Novembre	Décembre
40												
30												
20												
10												

Les mesures prophylactiques sont celles que nous avons résumées pour la rougeole ; cependant la période d'isolement doit être plus prolongée : 40 jours, à partir du jour de l'invasion. Il est nécessaire aussi d'insister sur les bains et les lotions alcalines, pour débarrasser la peau complètement des écailles épidermiques.

La scarlatine a profité largement des mesures sanitaires anglaises. La mortalité a diminué en Angleterre de 60 0/0, et, de l'autre côté du détroit, on attribue ce succès à l'isolement des malades dans les hôpitaux spéciaux et aux mesures de désinfection. Les hôpitaux d'isolement, au nombre de 203 déjà en 1882, sont aujourd'hui beaucoup plus nombreux et tous pourvus de moyens de désinfection. C'est une création à faire en France, aussitôt qu'on le pourra.

DIPHTÉRIE. — CROUP.

Moins fréquente que la fièvre typhoïde, la variole, la rougeole et la scarlatine, la diphtérie se montre, en revanche, beaucoup plus sévère. D'après la statistique dressée par l'Administration, elle cause plus de décès, dans les villes au-dessus de 10,000 habitants, que la fièvre typhoïde et la variole :

Diphtérie.............. 4.838 décès.
Fièvre typhoïde........ 4.334 —
Variole................ 3.229 —

A Clermont-Ferrand, elle a causé :

En 1886.................. 0 décès.
En 1887.................. 4 —
En 1888.................. 17 —
En 1889.................. 60 —
En 1890.................. 31 —

soit 112 décès en cinq ans, ou, en moyenne, 22 décès par an, c'est-à-dire à peu près autant de décès que la fièvre typhoïde, qui fait annuellement 25 victimes à Clermont-Ferrand. Sur ces 112 décès, 110 se sont produits chez des sujets ayant plus d'un an et moins de 20 ans.

La garnison a échappé d'une façon presque absolue à cette maladie et n'a présenté, en dix-neuf ans, que onze cas et quatre décès. Dans l'armée française, en général, où elle est en progression depuis dix années, elle a déterminé, de 1872 à 1885, 433 décès. (Médecin-major LONGUET.)

KLEBS en 1883, et LŒFFLER en 1885, ont démontré son origine bacillaire. ROUX et YERSIN ont pu, en inoculant à des animaux le bacille de KLEBS, reproduire la maladie et même les paralysies diphtéritiques et prouver ainsi la spécificité du bacille. Ils ont en outre découvert que les cultures de ce bacille contenaient un poison soluble et qu'en les inoculant après filtration, c'est-à-dire après les avoir dépouillées de tout élément figuré, on pouvait provoquer des dégénérescences, des paralysies et même la mort des animaux. D'après ces auteurs, le bacille ne se développe que sur les muqueuses malades, et ils en tirent cette déduction pratique, qu'il importe de traiter toutes les angines, même les plus simples, par les antiseptiques. Lœffler a trouvé le bacille de Klebs dans la bouche d'un enfant sain qui serait peut-être devenu diphtérique, s'il avait pris la moindre angine.

La question de l'identité de la diphtérie des oiseaux, des volailles et de celle de l'homme a été souvent discutée. En Angleterre, cette identité est généralement admise. Nicati, Teissier, Ory, Deltheil, partagent cette opinion ; notre collègue Longuet a constaté que dans les armées française et allemande, la cavalerie était trois fois plus atteinte que l'infanterie, ce qui peut être attribué à la présence de quantités notables de fumiers dans les quartiers.

En France, on pense généralement que la diphtérie des oiseaux et celle de l'homme sont spécifiquement différentes et n'ont de commun que le nom (Méguin, Nocard, Cornil, Strauss...).

Au point de vue de la persistance des germes et de leur conservation dans les effets des diphtéritiques, le docteur Thoniot a relaté des observations frappantes du docteur Mignot (de Chantelle), du docteur Bonneau (de Mantes), et du docteur Misset (de Dijon), et il semble avoir démontré cette proposition : qu'une personne quittant un foyer diphtéritique, tout à fait indemne elle-même, pouvait transporter le mal avec elle et le transmettre sans le prendre. C'est dire combien il est difficile de tracer les règles de la prophylaxie de cette affection.

A Clermont-Ferrand, les documents statistiques cités plus haut, nous montrent la maladie en progression marquée ; jusqu'à présent, d'après nos collègues civils, la

maladie, sans exercer de grands ravages, se montrait
chaque année dans certains quartiers qu'elle affectionnait,
le quartier de Fontgiève, par exemple, où se trouvent des
écuries en grand nombre. C'est en même temps un des
quartiers de cette ville qui laissent le plus à désirer au
point de vue de l'hygiène.

La prophylaxie contre la diphtérie est encore peu
éclairée : Elle se résume à l'isolement des diphtéritiques
et à la destruction des linges, vêtements, etc... qui leur ont
servi et même des effets de ceux qui les ont approché.
Après la maladie, la désinfection sérieuse des locaux
s'impose plus que dans tout autre affection. La prophylaxie générale est incertaine et THORNE-THORNE a constaté
que quelques-unes des villes les plus insalubres de l'Angleterre ont été, chose singulière, épargnées par la diphtérie.

GRIPPE.

L'épidémie de grippe qui a sévi à la fin de 1889 et au
commencement de 1890, sur la plus grande partie de
l'Europe, n'a pas épargné Clermont-Ferrand. Les premiers cas furent signalés dès la première quinzaine de
décembre, pour devenir très nombreux à la fin du mois
et durant le mois de janvier.

Il est impossible d'établir le chiffre des atteints ; bien
peu de personnes échappèrent complètement à « cette
maladie perfide, sournoise, insidieuse, ainsi que le dit le
docteur VALLIN *(Revue d'Hygiène du 20 janvier 1890),*
qui se traduit, tantôt par un accès fébrile qui dure 24
heures, avec 41° de température, sans aucune localisation,
même superficielle, et qui disparaît sans laisser de traces ;
tantôt les troubles nerveux, douleurs névralgiques, cépha-
lalgie atroce, courbature, syncopes, dominent la scène.
Presque toujours l'atteinte la plus légère laisse un abatte-
ment, un amaigrissement sans rapport avec la bénignité

apparente de l'attaque; tout l'organisme semble touché comme dans les maladies infectieuses; c'est pendant la convalescence que se développent souvent les complications graves ou mortelles, je n'ose dire les rechutes. »

Sur environ un millier de cas observés dans la garnison par les médecins de régiments, une centaine furent hospitalisés. Sur ce nombre, nous notâmes fréquemment des complications de toutes sortes; des pneumonies et des broncho-pneumonies, bénignes, fugaces, de véritables congestions pulmonaires, et, à côté, des pneumonies infectieuses ayant un caractère malin. Dans cinq cas, nous avons constaté, de même que M. le médecin principal LAVERAN, professeur au Val-de-Grâce, la pleurésie purulente d'emblée, survenant au cours de la pneumonie.

D'autres complications se produisirent : des otites moyennes, nombreuses et tenaces, des angines, des bronchites persistantes, un catarrhe nasal purulent, longtemps réfractaire à tout traitement.

En même temps que la grippe, l'hôpital mixte reçut un grand nombre d'érysipèles. Dans le pus des catarrhes auriculaires, nasaux, comme dans les abcès, les épanchements pleuraux et les expectorations des pneumoniques, nous avons toujours trouvé des streptocoques en grande quantité.

La mortalité générale fut ici augmentée dans de grandes proportions sous l'influence de la grippe.

Tandis qu'en janvier 1888, il mourait à Clermont-Ferrand, 82 personnes; en janvier 1889, 81; en janvier 1890, on enregistrait, pendant la grippe, 171 décès.

Ce sont les adultes et les vieillards qui constituèrent pour la majeure partie cette mortalité; ils moururent de bronchites chroniques et de pneumonies.

En dehors de cette mortalité immédiate, qui a frappé particulièrement les valétudinaires, les débiles, les tuberculeux, la grippe a eu des conséquences éloignées que nous avons pu relever dès cette année.

Tandis qu'en moyenne, on réformait à la commission départementale de Clermont, de 15 à 20 tuberculeux de la garnison par an, en 1890 le chiffre s'est élevé à 30, et en juin 1891, il est déjà de 20. La plupart de ces militaires, interrogés par nous, font remonter à l'influenza le début de leur maladie. Ce fait, au reste, n'est point nouveau : CLARK a remarqué que beaucoup de phtisiques rapportaient leur maladie à la grippe qui régna en Angleterre, en 1832.

FOURNET fit la même observation en 1837. Dans plusieurs de leurs observations de tuberculose, HÉRARD et CORNIL ont retrouvé l'influence évidente des épidémies de 1864, 1865, 1866.

A ces diverses époques, la grippe eut son contre-coup à Clermont-Ferrand, mais sans y laisser de traces profondes. Ces atteintes se confondaient volontiers avec les affections saisonnières et il a fallu une pandémie, comme celle de l'année dernière, pour spécialiser nettement la maladie.

Les conseils hygiéniques et prophylactiques se résument à bien peu de chose : le microbe qui, selon toute probabilité, est l'agent d'infection, n'ayant pas été découvert encore, ses conditions d'existence sont inconnues; aussi, se borne-t-on à donner aux personnes âgées, valétudinaires, surtout exposées en temps de grippe, le conseil de redoubler de précautions et, dans le cas où elles seraient atteintes, de prendre les soins les plus minutieux, jusqu'à guérison complète. C'est, ajoute M. le docteur VALLIN, auquel nous empruntons largement, une prophylaxie un peu humiliante et telle qu'on l'eût ordonnée en 1510 et en 1557.

On a essayé récemment de rapprocher la marche de la dernière épidémie des oscillations barométriques et de l'état hygrométrique de l'atmosphère, etc.... D'après M. L. MASSON, inspecteur de l'assainissement de Paris, les périodes de forte mortalité, dans les différentes capitales de l'Europe, auraient coïncidé avec une série de hautes pressions barométriques, sauf en Russie où la grippe paraît endémique.

Peut-être ces observations contribueront-elles à apporter quelque lumière dans l'étiologie de cette singulière affection ?

ÉRYSIPÈLE.

L'érysipèle est une des caractéristiques de la morbidité clermontoise ; pas d'année où la garnison ne compte une centaine de cas d'érysipèle. Les plus graves, les plus pyrétiques sont envoyés à l'hôpital, où ils guérissent en immense majorité. Nous relevons, en 18 années, 425 cas d'érysipèle, dans la garnison, avec trois décès :

1873...	14	1879...	15	1885...	18
1874....	29	1880...	12	1886...	10
1875...	33	1881...	25	1887...	13
1876...	10	1882...	16	1888...	14
1877...	12	1883...	9	1889...	61
1878...	19	1884...	43	1890...	72

Il est généralement bénin et après un début dramatique, la fièvre tombe rapidement : traité par les applications antiseptiques, il ne se complique point d'habitude.

Dans les fièvres éruptives, il apparaît plus sérieux et détermine parfois des angines et des pneumonies graves.

Dans l'armée, il est souvent simulé et l'un de nous a publié dans les Archives de médecine et de pharmacie militaires, une étude des moyens propres à dévoiler cette supercherie. (Simulation de l'érysipèle. Archives de Médecine et de Pharmacie militaires. Année 1890. VIGENAUD et BOUCHEREAU.)

C'est au printemps qu'il se montre surtout fréquent, bien qu'il en existe durant toute l'année dans les salles militaires.

PHTISIE PULMONAIRE.

Il est difficile de fixer les caractères du climat le plus contraire à l'éclosion de la tuberculose.

Suivant LANCEREAU (*Congrès international de géographie, 1871*), la phtisie, relativement rare dans les régions polaires, dans les lieux élevés (1,000 mètres d'altitude et au-delà), est infiniment plus fréquente dans les zones basses et tempérées pour acquérir son maximum de fréquence dans les pays tropicaux.

Le professeur JACCOUD, après avoir constaté l'immunité pour ainsi dire absolue, vis-à-vis de la phtisie pulmonaire, des pays d'altitude, tels que la Sibérie, l'Islande, les plateaux de la zone moyenne des Andes, les hauts plateaux du Mexique et, plus près de nous, certaines parties de la Suisse, où l'on n'observe qu'un cas de phtisie sur 1,000 habitants, pour la période quinquennale de 1865 à 1869 (MULLER), conclut à l'action préservatrice de ces climats élevés et, par extension, à leur efficacité dans la période d'imminence de la tuberculose. Il attribue ces effets à leur action tonique et fortifiante et à la suractivité respiratoire due à l'abaissement de la pression atmosphérique.

L'altitude de la ville de Clermont-Ferrand (410m) ne permet point de la ranger dans ces climats privilégiés et, au contraire, en envisageant la variabilité marquée de la température, l'amplitude des oscillations thermométriques, diurnes, nyctémérales, mensuelles, la fréquence des mouvements atmosphériques, la rigueur de l'hiver, les refroidissements brusques produits au printemps par le vent des montagnes, il est permis de croire que les habitants sont exposés à de fréquentes fluxions de l'appareil respiratoire, favorables à l'éclosion des tubercules.

La statistique ne confirme point les présomptions que l'étude du climat faisait naître, et, si nous voyons en tête de la mortalité les affections des voies respiratoires, les bronchites, les pleurésies, les pneumonies, nous trouvons un nombre de décès assez restreint au compte de la tuberculose. Tandis qu'à Paris le cinquième des décès provient de la tuberculose pulmonaire, on ne relève qu'un décès sur vingt-un, pour cette affection, dans les statistiques clermontoises. Il est certain que ce chiffre est de beaucoup au-dessous de la réalité ; on n'est point encore habitué à dire la vérité quand il s'agit de maladies héréditaires, et nombre de tuberculoses sont portées à la rubrique « bronchites chroniques ». Plus du quart des décès, à Clermont-Ferrand, est classé au compte des bronchites aiguës et chroniques, des pneumonies et des bronchopneumonies. Ces affections contribuent, dans une large mesure, à éveiller les tuberculoses encore endormies, à prédisposer certains organismes à recevoir le germe fatal et enfin à donner un coup de fouet à des tuberculoses torpides. Aussi voyons-nous, sur un effectif moyen de quatre mille hommes de garnison, une moyenne annuelle de 20 réformés et de 4 décès par tuberculose pulmonaire ou pleurale. Nous en concluons, malgré la statistique trop récemment commencée, que le climat de Clermont-Ferrand favorise le développement de cette maladie.

Les richesses de la région en climats d'altitude, aux environs et au-dessus de 1,000 mètres, offrent aux citadins des ressources thérapeutiques qu'ils n'ont pas besoin d'aller chercher ailleurs. Et il est incontestable que les enfants de parents tuberculeux pourraient, avec avantage, passer les premières années de leur vie dans les montagnes d'Auvergne, à condition de trouver une habitation suffisamment confortable, dans un village situé de telle façon qu'il fût protégé des vents froids par un relief de terrain.

De la difficulté à trouver cet ensemble de conditions réalisées naturellement, pourrait naître l'idée de créer, dans les montagnes d'Auvergne, un sanatorium pour les tuberculeux en imminence ou à la première période; sanatorium où, tout en jouissant des bienfaits de l'altitude, les malades pourraient être soumis aux traitements actifs nouveaux, dont l'efficacité est indéniable. La Bourboule, avec son eau arsenicale et ses 875 mètres d'altitude, remplit en partie ces conditions.

Avant d'aborder cette question délicate de la prophylaxie de la tuberculose, il est nécessaire de résumer, en quelques lignes, les notions scientifiques que l'on possède, à l'heure présente, sur cette question. Nous empruntons une partie de ce qui suit au rapport de M. VILLEMIN, ancien médecin inspecteur de l'armée, à l'Académie de médecine, sur la prophylaxie de la tuberculose. Nul mieux que celui qui démontra la transmissibilité de la tuberculose, ne saurait nous diriger dans cette analyse.

La tuberculose est actuellement considérée comme une maladie infectieuse, parasitaire, causée par un microbe. Ce microbe pénètre dans l'organisme par le poumon avec l'air inspiré, par le tube digestif avec les aliments, par la peau et les muqueuses, lorsqu'elles sont le siège de plaies ou d'écorchures. Probablement le fait de sa pénétration dans l'organisme ne suffit point à donner la tuberculose, si le terrrain n'est pas propice, si, en un mot, l'état général du sujet ne le prédispose point à contracter la maladie.

Comme cette prédisposition, cette aptitude à prendre la tuberculose peut se produire à chaque instant, à la suite d'une indisposition quelconque, d'un rhume, de la coqueluche, de la rougeole, de la grippe, d'une affection quelconque|des voies respiratoires, même d'un surmenage, d'un excès de fatigue, il importe de nous défendre contre le microbe qui transformerait cet état morbide passager en un mal définitif.

Ce microbe peut être absorbé par nous de diverses manières :

1° Avec l'alimentation, par le lait des vaches tuberculeuses, par la viande et le sang des animaux malades, par l'eau dans laquelle des poussières bacillaires seraient tombées ou qui aurait servi à laver le linge des malades ;

2° Par le contact des objets ayant servi aux tuberculeux et contaminés par eux (literie, vêtements, objets de toilette, tentures, meubles, etc.);

3° Avec la respiration, par les poussières contenant des crachats desséchés.

L'action de ces divers modes de pénétration du bacille n'a pas une égale importance. La contamination par le lait et la viande est discutée et rejetée encore par un certain nombre de savants (HARDY, TRASBOT, LE ROY DE MÉRICOURT, GERMAIN SÉE).

Elle a, d'autre part, des partisans convaincus (VERNEUIL, VILLEMIN, NOCARD, CORNIL, VALLIN, JACCOUD).

La contagion par les crachats desséchés ou non, les déjections ou suppurations des phtisiques est assez généralement admise.

MALASSEZ et VIGNAL ont démontré que des crachats tuberculeux desséchés, puis hydratés à diverses reprises, possédaient encore leur virulence au bout de douze jours.

L'hygiène publique n'a pas d'action sur une partie des modes de propagation de la tuberculose, et c'est précisément contre ceux dont la réalité est peu contestée qu'elle est à peu près désarmée.

Le rapport de M. VILLEMIN à l'Académie propose de porter à la connaissance du public les mesures prophylactiques suivantes :

1° Recevoir les expectorations des phtisiques dans des crachoirs contenant un liquide et non des substances pulvérulentes, telles que le sable, le son, les cendres ; vider ces crachoirs dans le feu ou les nettoyer à l'eau bouillante, mais jamais ne les déverser sur les fumiers, dans les cours, dans les jardins. Cette mesure, facile à appliquer dans les hôpitaux et les maisons particulières, l'est moins dans les endroits publics (casernes, ateliers, gares de chemins de fer, théâtres, etc.);

2° Ne point laisser sécher le linge maculé par les déjections de phtisiques, mais le tremper pendant un certain temps dans l'eau bouillante, avant de le livrer au blanchissage. MAX WALSCH prétend toutefois que l'eau bouillante, tout en affaiblissant la virulence, ne la détruit pas ;

3° Eviter de coucher dans le lit ou d'habiter la chambre d'un phtisique ;

4° Obtenir que les locaux (hôtels, villas, châlets, etc.) habités par les tuberculeux, dans les stations hivernales, soient meublés et tapissés de telle sorte que la désinfection en soit facile, après le départ des malades ;

5° Ne se servir des objets contaminés par eux qu'après désinfection ;

6° Ne faire usage que de lait bouilli ; on a dit que le lait bouilli était moins digestif et moins nourrissant que le lait cru, mais, ainsi que l'a dit M. le médecin inspecteur VALLIN, dans la mémorable discussion académique à laquelle nous empruntons la majeure partie de ces documents, c'est là une assertion qui n'est point démontrée et, au contraire, le professeur HEUBNER, de Leipzig, et l'un de ses élèves, le docteur UHLIG, ainsi que M. DUCLAUX, de l'Institut de France, ont prouvé le caractère nutritif et la digestibilité du lait bouilli.

L'observation de ces diverses prescriptions est impossible à assurer et, tout ce qu'on peut faire, c'est d'en répandre le plus possible la notion.

Pour les recommandations qui se rapportent à l'usage du lait et de la viande tuberculeuse, les municipalités sont moins désarmées, au moins en ce qui touche à la viande. La distribution des viandes d'animaux tuberculeux devra être absolument interdite et les vétérinaires chargés de la surveillance des abattoirs ne devront, en aucun cas, laisser passer les viandes suspectes. Ces viandes peuvent être utilisées dans la fabrication des conserves, après cuisson suffisante. Enfin, comme l'a si bien dit M. LANCEREAU, l'air pur est aussi indispensable à la vie que l'eau et les aliments sains et après avoir demandé de fournir à toutes les collectivités une eau saine et abondante, il importe de demander aussi l'air nécessaire à la santé. Pour atteindre ce but, il convient de réformer la législation sur la construction des maisons, sur la largeur des rues ; de soumettre à une réglementation les ateliers, les grands magasins, les lycées, les pensionnats, les casernes, les prisons, les théâtres, etc... de telle sorte que chaque individu qui habite ou fréquente ces milieux ait un cube d'air suffisant.

Enfin, citons le résultat des enquêtes sanitaires faites par le docteur BUCHANAN en Angleterre, sur les causes de la diminution de la mortalité par tuberculose dans son pays. Il constata que cette mortalité diminuait là où les ateliers avaient été agrandis, ventilés, là où le travail se faisait en plein air et enfin, chose importante, et sur laquelle l'hygiène publique a une action réelle, qu'il y avait un rapport direct entre la mortalité par phtisie et l'assèchement du sol ; que là où la construction d'égouts n'avait pas eu pour résultat l'assèchement du sol, la mortalité restait stationnaire ; là où cette construction avait procuré, en tout ou en partie, l'assèchement du sol, la mortalité diminuait dans la proportion où cet assèchement était obtenu. (Rapport de M. MONOD.)

A Clermont-Ferrand, il serait intéressant de connaître la proportion des décès par tuberculose, parmi les habitants des rues infectes situées entre la rue de l'Hôtel-Dieu et la rue Ballainvilliers, dans celles du quartier de Fontgiève et même dans les rues étroites de la haute ville.

Si l'on songe que la tuberculose occupe une place considérable dans la mortalité, on ne trouvera pas superflues les mesures, si coûteuses qu'elles soient, qui peuvent opposer une barrière à ce fléau croissant.

11

AFFECTIONS DES VOIES RESPIRATOIRES NON TUBERCULEUSES

Laryngites, bronchites, pneumonies, pleurésies. — Les fluxions de l'appareil respiratoire sont très fréquentes à Clermont-Ferrand ; les oscillations brusques de la température en sont évidemment la cause habituelle.

Sur 4,336 décès, relevés en quatre années à Clermont, les affections non tuberculeuses des bronches et du poumon ont déterminé la mort dans 1,055 cas, soit un peu plus de 1 décès sur 4 ; 683 décès par bronchites et 372 par pneumonies. Dans ces totaux, il est une partie des cas qui sont, sans contredit, imputables à la tuberculose, mais la majorité provient de l'impression du climat : A des journées de chaleur torride succèdent souvent un froid pénétrant ou des averses glaciales qui rafraîchissent l'atmosphère et déterminent de véritables congestions des organes de la respiration. La pneumonie revêt deux formes différentes : la forme franche, congestive, avec une température de 40 ou 41 degrés qui tombe, dès le 2e ou le 3e jour, aux environs de la normale et la forme infectieuse, plus redoutable, plus tenace et que l'impression du froid ne suffit point à expliquer.

De même la transformation des épanchements pleurétiques en épanchements purulents, en dehors de toute intervention chirurgicale qui puisse être incriminée, est un fait fréquent dans les salles de l'Hôtel-Dieu. Est-ce, comme le pense le docteur Nivet, une influence pyogène due aux égouts de l'Hôtel-Dieu, au système défectueux des latrines ? C'est une question qui sera résolue dans un avenir prochain, car on paraît être entré résolument dans la voie d'une réforme hygiénique sérieuse.

Comme il était à présumer, c'est pendant les six mois d'hiver et de printemps que se montrent surtout les affections de l'appareil respiratoire.

NOMBRE	Janvier	Février	Mars	Avril	Mai	Juin	Juillet	Août	Septembre	Octobre	Novembre	Décembre
400												
350												
300												
250												
200												
150												
100												
50												

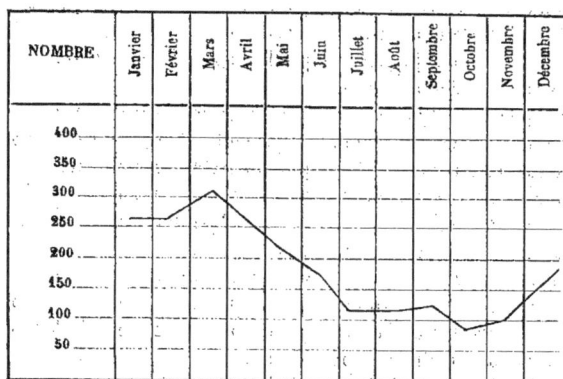

Les affections des voies respiratoires autres que la tuberculose ont déterminé 2,221 entrées de militaires à l'hôpital, en dix-neuf années.

RHUMATISMES ET AFFECTIONS DU CŒUR.

Le rhumatisme avec ses manifestations articulaires et musculaires, aiguës ou chroniques, occupe un des premiers rangs dans la morbidité clermontoise ; c'est surtout au printemps et à l'automne qu'on l'observe. Très fréquent chez les militaires, qui sont exposés aux intempéries, il figure dans notre statistique pour 1,089 entrées de militaires à l'hôpital mixte en 19 années ; soit, en moyenne, 60 par an, sur une garnison d'environ 4,000 hommes. On l'observe dans la population civile aux différents âges de la vie et il n'est point rare de le rencontrer chez des enfants de 10 à 15 ans.

Il se complique fréquemment d'endo-péricardite et beaucoup plus exceptionnellement de pleurésie, de méningite et d'accidents cérébraux. Les récidives sont très fréquentes et les cas ne sont point rares d'hommes qui, durant leurs trois années de service, ont fait deux, trois et même quatre séjours à l'hôpital avec une poussée de rhumatisme articulaire aigu.

Affections du cœur. — Les affections du cœur et de ses enveloppes, que nous rapprochons à dessein du rhumatisme, qui se trouve fréquemment avoir une part dans leur genèse, s'observent ici assez communément. Elles n'ont avec le climat d'autre lien étiologique, que celui qui est constitué par le rhumatisme. Chez les soldats, elles peuvent être dues aux fatigues du service, aux efforts nécessités par les exercices physiques, le pas gymnastique, etc... Mais il y a là une origine professionnelle qui n'entre pas dans le cadre de notre étude.

D'après la statistique municipale, elles déterminent près de 90 décès par année, ainsi répartis au point de vue de l'âge des décédés :

De 0 à 1 an   0
De 1 à 19 ans   2
De 20 à 39 ans   10
De 40 à 59 ans   38
De 60 et au-dessus 40

Sur l'ensemble des décès, les affections cardiaques sont enregistrées, comme causes de mort, environ une fois sur onze.

MALADIES DE L'APPAREIL DIGESTIF.

Stomatite. — Assez fréquente dans la population militaire, elle tient évidemment à la malpropreté et au mauvais entretien des dents des hommes. Quand elle prend un caractère épidémique, elle est tenace et profonde.

Angine. — Toutes les formes d'angine s'observent ici.

fréquemment et la gravité en est très variable, depuis l'angine pultacée simple jusqu'à la diphtérie mortelle. Dans deux petites épidémies typhoïdes que nous avons observées, la maladie a débuté, dans un assez grand nombre de cas, par des angines de gravité moyenne, qui ont fait hésiter le diagnostic pendant les premiers jours.

Les angines phlegmoneuses et érysipélateuses tiennent la tête au point de vue de la fréquence.

Fièvre gastrique. — Surtout fréquente dans la garnison, elle constitue souvent une véritable fièvre typhoïde atténuée, une fébricule qui, après un début bruyant, avec température élevée, langue saburrale, se termine, au bout de quelques jours, par une défervescence rapide, alors que le diagnostic est encore réservé. Parfois, un certain nombre de fièvres gastriques, de plus en plus graves, préludent à l'apparition d'une épidémie typhoïde ; peut-être sont-ce là les conditions nécessaires à la genèse de la fièvre typhoïde ? Conditions résultant de l'encombrement, du surmenage, de l'alimentation mauvaise, et auxquelles il suffit que s'ajoute l'agent infectieux pour constituer la fièvre typhoïde.

Quoi qu'il en soit, la fièvre gastrique, quand elle ne subit point cette aggravation, est une maladie sans gravité, au point de vue du pronostic, mais d'une réelle importance en raison du chiffre des indisponibilités qu'elle détermine.

Entérites. — Les entérites, les diarrhées cholériformes de l'été, doublent et triplent même, pendant trois mois de l'année, la mortalité infantile ; juillet, août et septembre enlèvent un bien plus grand nombre de nouveau-nés que les autres mois. Observée dans la plupart des villes de France, cette mortalité spéciale de la saison chaude nous a paru ici un peu atténuée.

Les adultes sont, aux mêmes époques, pris assez fréquemment de flux intestinaux parfois très violents, cholériformes, qui peuvent même entraîner la mort.

Il nous a été donné d'observer trois années de suite, de
petites épidémies de dysenterie sévère, tenace, comme
nous ne l'avions que très rarement observée en France ;
c'était absolument la dysenterie des pays chauds, telle
que l'ont décrite les observateurs. Sauf une épidémie suivie
par nous à l'hôpital de Perpignan, il y a quelques années,
nous n'avions jamais eu à soigner, dans un pays tempéré,
des dysenteries aussi sérieuses.

C'est en août et septembre que se produisent d'habitude,
à Clermont-Ferrand, ces flux intestinaux plus ou moins
prononcés et la courbe saisonnière est la suivante :

NOMBRE	Janvier	Février	Mars	Avril	Mai	Juin	Juillet	Août	Septembre	Octobre	Novembre	Décembre

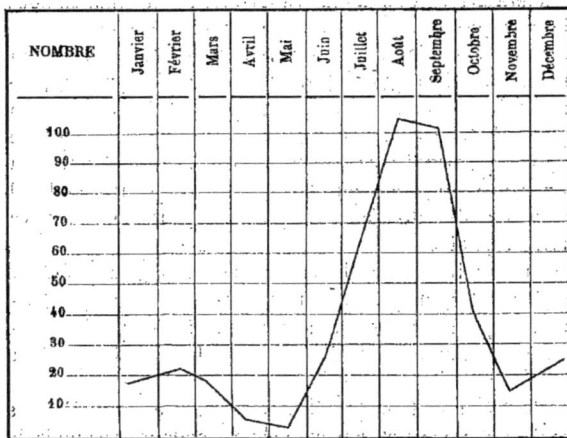

Les affections du tube digestif déterminent par année, à
Clermont-Ferrand, environ un décès sur cent-dix.

A quelle cause attribuer ces affections intestinales ? Ce
n'est point l'eau, puisque dans les villes les mieux pourvues, la mortalité est plus élevée que dans les campagnes ;
ce ne sont pas les fruits, puisque la majorité des victimes,

les nouveau-nés (63 0/0 de la mortalité) ne mangent point de fruits.

Pour les nouveau-nés, c'est vraisemblablement la nourriture artificielle et l'alimentation solide prématurée qui causent le mal.

Au-dessus de cet âge, c'est à la viciation de l'air ou de l'eau par des matières en putréfaction qu'il faut les rattacher.

La prophylaxie de ces affections découle, naturellement, de ces présomptions de leur origine.

Le choléra, qui trouve ici sa place, est directement frappé par les mesures d'assainissement, et bien qu'il ait, depuis 1866, touché parfois aux côtes d'Angleterre, il ne s'y est point développé, depuis que l'hygiène publique a pris une importance réelle dans ce pays. Il en sera sans doute de même en France, lorsque nous aurons suivi cet exemple.

GOITRE.

Le département du Puy-de-Dôme occupe un rang élevé, parmi ceux où le goitre est le plus répandu et la ville de Clermont-Ferrand elle-même, compte, en moyenne, 2,50 exemptions pour goitre sur 1,000 conscrits. Les différentes parties de la ville sont inégalement frappées et les quartiers les plus exposés aux vents d'Ouest, venant des Dômes, sont ceux qui donnent le plus nombreux contingent de goitreux.

Montferrand n'a que 1,50 cas de goitreux sur 1,000 conscrits.

Royat en a 9,30 et Chamalières 10,78 (Dr NIVET, *Traité du Goitre*).

L'intéressant rapport de M. BAILLARGER énumère l'interminable série des causes auxquelles on a attribué le goitre, sans qu'on soit arrivé jusqu'à ce jour à établir, d'une façon solide, l'étiologie de cette affection. Certaines causes invoquées semblent recevoir de la distribution géographique du goître dans telle région, la confirmation des faits; mais dans telle autre région, où l'endémie est aussi répandue, les causes du même ordre font défaut.

La situation dans les vallées profondes, étroites, l'humidité de l'atmosphère, les oscillations brusques de la température du matin au soir, le défaut d'insolation, l'altitude, la misère, la malpropreté, la nourriture insuffisante ont été incriminés tour à tour, ou même comme agissant collectivement (Maffél, Niepce, Parchappe, Bramley, etc., etc.).

L'influence du sol a rallié un certain nombre d'opinions (Mac-Clelland, Hitch, Mgr Billiet, Grange, Chatin, Saint-Lager, etc.), sans toutefois qu'on s'entendît sur les terrains incriminés.

L'eau potable a été également mise en cause avec les sels qu'elle contient ou ceux qu'elle ne contient pas (Wagner, Grange, Bailly, Germain de Salins, Coindet, Moretin, etc.).

La théorie hydro-tellurique, qui réunit ces deux derniers ordres de causes, a été brillamment soutenue par Saint-Lager *(Étude sur les causes du Crétinisme et du Goître endémique)*. L'eau se chargerait de principes goîtrigènes, en traversant certains terrains dont la nomenclature a été faite. Dans l'Isère, R. Longuet, médecin-major de l'armée, a trouvé l'endémie goîtreuse très exactement cantonnée aux formations de *Molasse miocène*, de *lias schisteux* et très accessoirement de *keuper liasique* et des *marnes néocomiennes inférieures*. (R. Longuet, *Archives de médecine et de pharmacie militaires, 1884.)*

Le docteur Nivet, vice-président du Conseil d'hygiène et de salubrité, aux travaux duquel nous avons fait déjà de fréquents emprunts, a consacré un volume à l'étude du goître, en relevant les cas d'endémie goîtreuse, dans les diverses communes du département du Puy-de-Dôme; il n'a pu trouver la preuve de l'influence du terrain sur la production du goître. Il nie également l'influence des miasmes organiques ou paludéens, des eaux dépourvues d'iode. Il croit à des causes multiples déterminant d'abord le goître aigu et, secondairement, le goître chronique, héréditaire.

L'ingestion d'eau froide, glacée, agirait suivant certaines observations, en déterminant le goître aigu chez les sujets préparés par un ensemble de causes. (GÉRARD, MENUAU, NIVET, ARTIGUES, DOURIF, BARBERET, CROS.)

L'influence de la pression exercée par le col militaire, la sueur localisée qu'il détermine, ont été accusées par LANEL et TELLIER, LAVORT, le baron H. LARREY, etc.

Les courants atmosphériques froids, venant des montagnes, cause des refroidissements brusques, sont au nombre des phénomènes, auxquels on a accordé une part dans l'étiologie du goître aigu.

Enfin, KŒBERLÉ, MOREL et TOURDES ont cru à un miasme particulier. Deux médecins militaires, RICHARD et VIRY (*Gazette hebdomadaire* des 22 et 29 juillet 1890) ont repris cette idée et, comme eux, nous croirions volontiers à une origine parasitaire, nous dirions aujourd'hui infectieuse, microbienne. Ce que nous avons pu observer ici même, il y a deux ans, ne paraît susceptible d'aucune autre interprétation. Une seule caserne, celle d'Estaing, était prise et donnait un chiffre élevé de goîtres aigus. Cependant les conditions atmosphériques, le service, l'alimentation, l'eau, les vêtements étaient les mêmes pour tous les corps et il n'était possible d'invoquer que l'encombrement passager de ce casernement, qui avait réalisé sans doute ainsi les conditions nécessaires à cette infection spéciale.

Durant la période de 19 ans, qui sert de base à ce travail, le goître a causé, dans la garnison de Clermont, un certain nombre d'entrées à l'hôpital, sans compter les cas plus nombreux, sans aucun doute, qui ont été soignés dans les infirmeries régimentaires :

1872...	1	1879...	17	1886...	2
1873...	20	1880...	5	1887...	1
1874...	4	1881...	5	1888...	6
1875...	8	1882...	17	1889...	11
1876...	29	1883...	12	1890...	7
1877...	7	1884...	25		
1878...	11	1885...	6	Total..	194

C'est en été, ainsi que l'avait remarqué M. le professeur NIVET, que les épidémies de goître aigu éclatent d'habitude. Cependant, de petites épidémies ont été parfois observées en mars et avril.

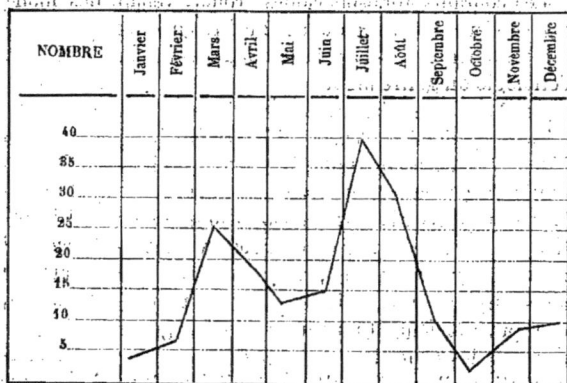

NOMBRE	Janvier	Février	Mars	Avril	Mai	Juin	Juillet	Août	Septembre	Octobre	Novembre	Décembre
40												
35												
30												
25												
20												
15												
10												
5												

Nous relevons, dans le livre de M. le docteur NIVET, la mention de plusieurs épidémies militaires. En 1851, épidémie de goître aigu au 51e d'infanterie, après de longues promenades militaires, faites au fort de l'été ; en 1860, le 8e de ligne donne 49 cas, dans le seul mois d'août.

En 1862, une année de sécheresse, non seulement la

garnison de Clermont, mais la population des villages
voisins, de la Limagne, sont frappés.

« En mai, juin et juillet 1876, dit un de nos prédéces-
seurs, M. le médecin principal BARBERET, une épidémie
de goîtres aigus succède à une épidémie d'oreillons. L'épidémie s'est déclarée subitement au 16ᵉ d'artillerie : Une
moitié du régiment est campée à la Fontaine-du-Berger,
à 900 mètres d'altitude; elle reste indemne, et la portion
casernée en ville est atteinte. L'épidémie cesse brusquement après l'évacuation des casernes. »

En 1879, 1882, 1884, d'autres poussées épidémiques sont
constatées. Un fait à signaler est celui-ci : Dans la plupart
de ces épidémies, on a observé soit avant, soit en même
temps, de nombreux cas d'oreillons. L'action du froid humide et des brusques oscillations de température, invoquée
par M. le médecin inspecteur COLLIN *(Rapport des oreillons avec les fièvres éruptives; Union médicale* du 18 mars
1876), comme jouant un rôle considérable dans l'étiologie
des oreillons, contribue probablement pour une part dans
la génèse du goître aigu.

Elle détermine, sans doute, l'éclosion de la maladie chez
les hommes surmenés ou préparés par l'action de certaines
causes, telles que l'encombrement dans des dortoirs mal
ventilés, etc.

Le département du Puy-de-Dôme fournit peu de crétins;
l'association du goître et du crétinisme y est relativement
rare. Le nombre des goîtreux, dans les différentes communes, n'a aucun rapport direct avec celui des crétins. En
somme, l'observation dans ce pays confirmé l'opinion de la
dualité des deux affections. Cependant, dans leur double
étiologie, certaines conditions telles que la misère, les habitations malsaines et humides peuvent se retrouver.

Syphilis.

La syphilis est, à côté de l'alcoolisme, une des plaies sociales de notre époque. Le professeur A. Fournier, dans son rapport à l'*Académie de Médecine (8 et 15 juin 1887)*, la présente sous l'aspect qui lui appartient réellement et non, ainsi qu'on le croit banalement, comme la suite d'une vie de débauches. Il est, en effet, un grand nombre de syphilis qui résultent d'un accident, d'autres dérivent de contagions morales, honnêtes, sont en un mot des syphilis imméritées : la contamination de l'épouse, celle de l'enfant, rentrent dans cette catégorie. Il est donc d'intérêt public, que des mesures prophylactiques générales soient opposées à cette infection. Les moyens que le professeur Fournier proposait pour restreindre le fléau, étaient de trois sortes :

1° Entraver la prostitution en empêchant la provocation sur la voie publique, en soumettant les prostituées à l'inscription, en surveillant les établissements interlopes, buvettes, débits, brasseries, où elle s'exerce en liberté ;

2° Traiter gratuitement et complètement la syphilis dans les hôpitaux ;

3° Initier les jeunes générations médicales à tout ce qui concerne la maladie, avec ses symptômes si variés, ses dangers sociaux, son traitement.

Pour rendre la mesure de l'inscription plus légitime, le professeur Fournier veut qu'elle soit édictée par un tribunal, après débats, s'il y a lieu, comme répression de la provocation sur la voie publique et qu'elle cesse d'être une mesure simplement policière. Elle aurait alors pour conséquence une visite hebdomadaire à jour fixe, semblable à celle que subit le personnel des maisons publiques, et de plus, une visite mensuelle à date indéterminée, faite par un médecin inspecteur.

Dans le deuxième ordre d'idées, la commission de l'A-
cadémie ajoutait à l'hospitalisation, la consultation gratuite et la délivrance gratuite des médicaments.

Dans l'armée, dans la marine, des conférences seraient
faites sur les dangers de la syphilis, la nécessité d'un traitement sérieux et prolongé, et peut-être aussi, sur les soins
de propreté, qui, dans le plus grand nombre des cas, pourraient empêcher la contamination.

Nous pouvons, pour juger du développement de la
syphilis dans cette ville et la diminution marquée du nombre des cas, prendre, par exemple, la garnison. Composée
sensiblement, depuis 18 ans, d'un nombre à peu près égal
de militaires, elle a donné à l'hôpital mixte, un contingent
de syphilitiques de plus en plus faible; et il en a été de
même des autres affections vénériennes non syphilitiques.

ANNÉES	Syphilis	Autres maladies vénériennes	ANNÉES	Syphilis	Autres maladies vénériennes
1873	47	117	1882	30	34
1874	65	88	1883	45	26
1875	44	92	1884	11	22
1876	43	51	1885	7	18
1877	22	28	1886	10	12
1878	21	31	1887	15	11
1879	39	56	1888	4	10
1880	36	25	1889	7	10
1881	30	50	1890	11	8

Ces chiffres ne représentent pas la totalité des véné-
riens militaires, car la majeure partie est soignée dans les
infirmeries régimentaires, mais elle représente assez exactement la progression décroissante de ces affections à Clermont-Ferrand.

Le soin avec lequel les visites sanitaires sont pratiquées
depuis un certain nombre d'années, entre pour une grande
part dans cette diminution.

D'autre part, la persévérance et l'exactitude du traitement des militaires, les instructions qui leur sont données par les médecins de l'armée, pour la continuation du traitement, après la rentrée dans leurs foyers, s'ajoutent heureusement à ces mesures prophylactiques, qui pourraient être complétées, en s'inspirant des travaux du professeur FOURNIER.

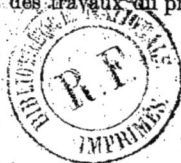

TABLE DES MATIÈRES

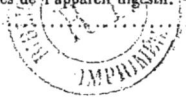

Clermont-Ferrand, imprimerie Mont-Louis, rue Barbançon, 2.

Coupe géologique

Diluvium ....
Arkoses ....
Granite ....
Calcaires ....
Pépérites ....
Travertin ....
Eboulis ....

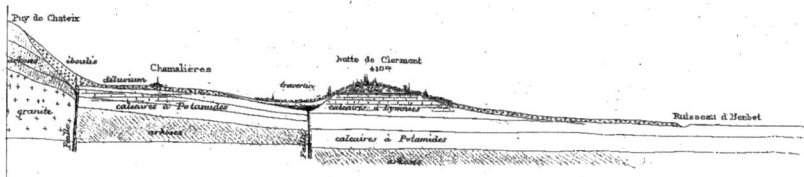

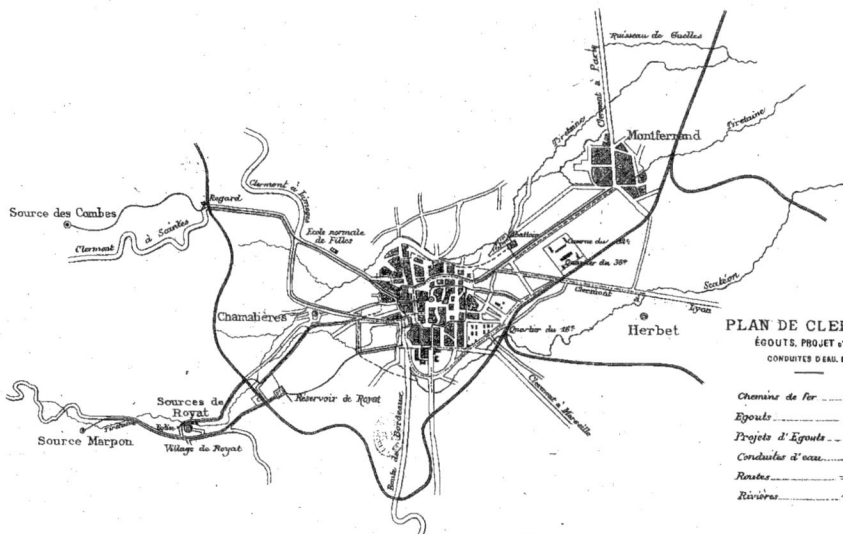

Puy de Chateix
Chamalières
Butte de Clermont 410ᵐ
éboulis
diluvium
travertin
calcaires à Potamides
granite
arkoses
calcaires à Potamides
calcaires à Lymnées
Ruisseau d'Herbet

Ruisseau de Guelles
Fontaine
Montferrand
Source des Combes
Regard
Clermont à Aubière
Clermont à Sviches
Clermont
École normale de Filles
Abattoir
Caserne du 92ᵉ
Sénéas
Lyon
Chamalières
Herbet
Sources de Royat
Réservoir de Royat
Quartier du 16ᵉ
Source Marpon
Village de Royat
Route de Bordeaux
Clermont à Marseille

PLAN DE CLERMONT
ÉGOUTS, PROJET D'ÉGOUTS
CONDUITES D'EAU, ETC

Chemins de fer ....
Egouts ....
Projets d'Egouts ....
Conduites d'eau ....
Routes ....
Rivières ....

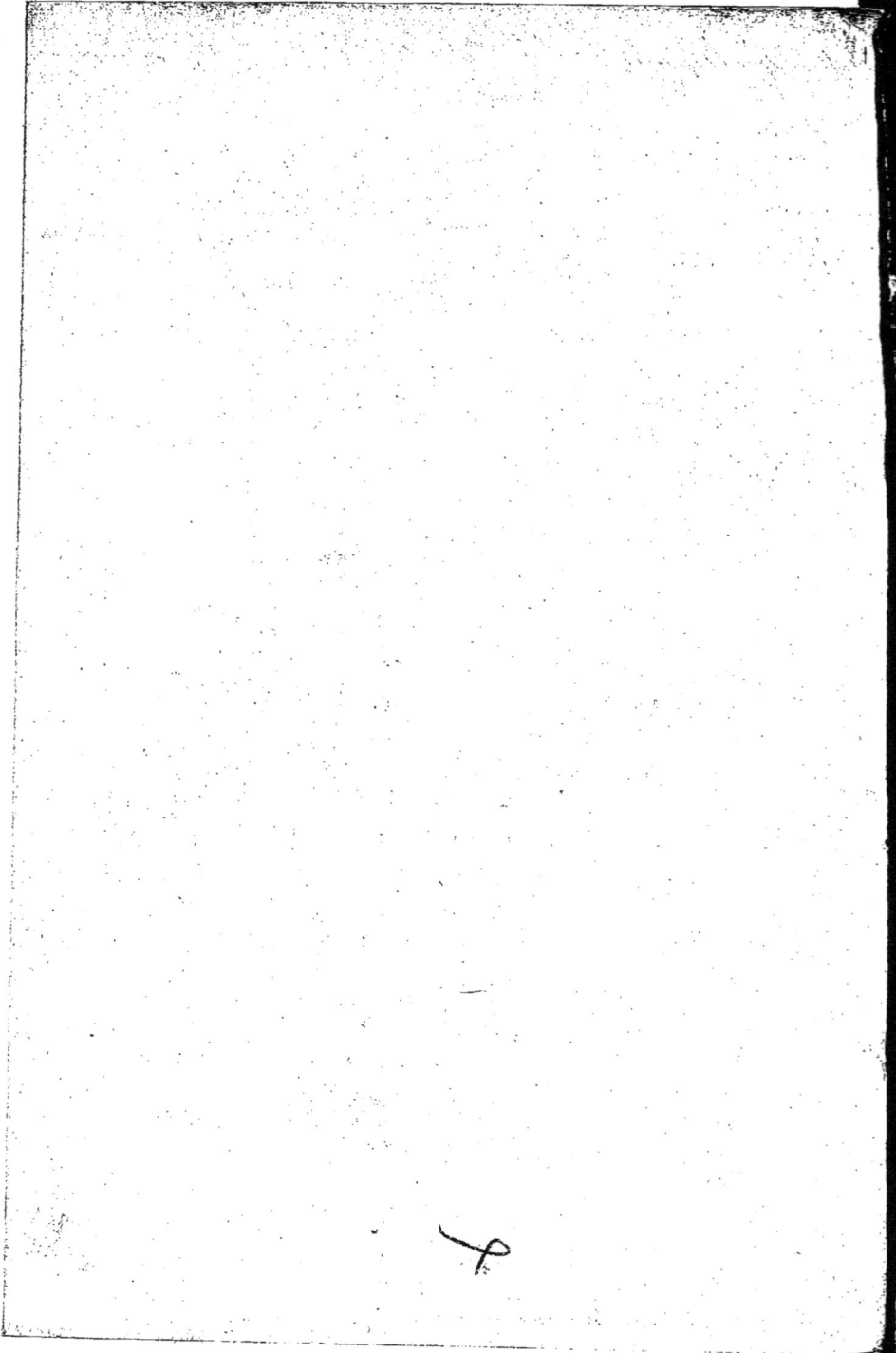

www.ingramcontent.com/pod-product-compliance
Lightning Source LLC
Chambersburg PA
CBHW072051080426
42733CB00010B/2073